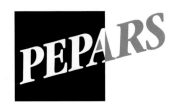

【ペパーズ】
編集企画にあたって…

このたび顔面神経麻痺の形成外科的治療についての特集を企画させていただきました．本誌での顔面神経麻痺治療の特集は田中一郎先生が編集されました 2014 年 8 月号 No. 92「顔面神経麻痺の治療 update」以来かと思います．今回も第一線でご活躍の先生方にご執筆いただき，一部の先生には 4 年余りの間のさらなる update と最新の内容も盛り込んだ内容として再度ご執筆いただきました．

波利井清紀先生が 1970 年代に陳旧性顔面神経麻痺に対する遊離筋肉移植術を報告されて以来，神経・血管付き遊離筋肉移植による「笑いの再建」は全世界的に標準術式の 1 つとなっておりますが，最近では顔面神経再建における端側神経縫合の応用，二重支配 double innervation の概念，それらを顔面表情筋や移植筋へと誘導するための様々な術式の導入など，日本の形成外科医が多くの基礎研究・臨床応用を通してこの領域の発展を担ってきたものと考えています．これらの概念や術式の分類などに関しては多くの複雑な言葉が使われがちであったため，2014 年にこの分野の研究者・術者が共同で，共通認識をもってその定義ならびに呼称を「Fukushima 提言」として示しております（林　礼人ほか：日形会誌．34：783-796，2014．）．

四肢での神経再建と異なり顔面神経再建では求められる筋力が小さく，そこに上述の顔面神経再建特有のコンセプトや術式バリエーションの生まれる余地があるということがエビデンスをもって徐々に示されつつあります．また，神経移行術のドナー神経として用いられる舌下神経や咬筋神経なども，今後はその性状を理解した上での選択・併用が必要になってくると考えられます．

動的再建において注目すべきもう 1 つの術式は 1997 年に Labbé の報告した順行性の島状側頭筋移行術です．欧米においてはすでに広く普及している術式ですが本邦においても今後普及が進むと思われます．

「自然な表情」は顔面神経麻痺再建の目標であり，表情筋運動の「質」を考えた時，病的共同運動や顔面拘縮，ワニの涙などの後遺症に対する診断・治療は陳旧性顔面神経麻痺を扱う形成外科医にとって今後ますます重要になってくると思われます．

また，顔面の動きの「質」にまで踏み込んだ評価法の確立も今後の重要な課題と考えられます．

以上のような編者個人の思い入れをできるだけ網羅しようとしたこともあり，「顔面神経麻痺治療のコツ」というにはいささか偏った内容であるかもしれませんが，読者の方々の明日からの診療のお役に立てていただければ幸甚です．

最後になりましたが，ご多忙の中ご執筆いただきました諸先生方，ならびに全日本病院出版会の鈴木由子氏に深謝いたします．

2018 年 10 月

松田　健

KEY WORDS INDEX

和文

― あ 行 ―
笑顔の再建 47

― か 行 ―
顔面拘縮 41,75
顔面神経麻痺 11,28,34,41,58,66,75
顔面神経麻痺動的再建 1
眼輪筋減量 75
筋肉移行 1
筋弁移植 1
外科的治療 75
咬筋神経 58
交叉神経移植 58
広背筋 11

― さ 行 ―
再建 11
神経・血管柄付き遊離筋肉移植 11
神経移行術 58
神経移植術 28
神経再支配 66
随意的笑い 34
舌下神経 58
側頭筋移行 1

― た 行 ―
端側神経縫合 20
陳旧性顔面神経麻痺 47
島状側頭筋弁移行 1
動的再建 28,47,66
ドナー神経 34

― な 行 ―
二重神経支配 11,66
ネットワーク型再建 20
脳の可塑性 34

― は 行 ―
ハイブリッド型再建 47
病的共同運動 41,75
複合神経移行術 58
不随意的笑い 34
ボツリヌストキシン 41

― ま 行 ―
マイクロサージャリー 28

― や 行 ―
遊離筋肉移植術 66
遊離広背筋移植 47

― ら 行 ―
リハビリテーション 28

― わ 行 ―
鰐の涙 41
笑いの評価 34

欧文

― A・B ―
axonal supercharging 20
botulinum toxin 41
brain plasticity 34

― C・D ―
combined nerve transfers 58
crocodile tears 41
cross-facial nerve grafting 58
donor nerve 34
dual innervation 11,66
dynamic reconstruction 47

― E・F ―
end-to side neurorrhaphy 20
evaluation of smile reconstruction 34
facial contracture 41,75
facial nerve paralysis 34
facial palsy 75
facial paralysis 11,28,41,58,66
facial reanimation 1,66
facial synkinesis 75
free latissimus dorsi muscle flap transfer 47
free muscle transfer 66

― H・I ―
hybrid type reconstruction 47
hypoglossal nerve 58
inter-positional nerve graft 20

― L~N ―
latissimus dorsi muscle 11
lengthening temporalis myoplasty 1
long-standing facial paralysis 47
masseteric nerve 58
microsurgery 28
muscle graft 1
muscle transfer 1
nerve transfer 28,58
network type reconstruction 20
neural distribution 20
neural signal augmentation 20
neurotization 66
neuro-vascular free muscle transfer 11

― O・P ―
orbicularis reduction 75
pathological synkinesis 41

― R・S ―
reanimation 28
reconstruction 11
rehabilitation 28
smile reconstruction 47
spontaneous smile 34
surgical treatment 75

― T・V ―
temporalis muscle transfer 1
voluntary smile 34

WRITERS FILE

ライターズファイル（五十音順）

大河内 真之
（おおこうち まさゆき）
- 1996年　香川医科大学卒業
- 1998年　東京大学形成外科入局
- 2000年　福島県立医科大学形成外科
- 2010年　同大学大学院修了
- 2012年　同大学形成外科，講師
- 2013年　同，准教授
- 2018年　帝京大学医学部附属病院形成外科，病院教授

林　明照
（はやし　あきてる）
- 1983年　東邦大学卒業
　　　　　同大学外科学第2講座入局
- 1989年　東邦大学形成外科，助手
- 1993年　同，講師
- 2002年　同大学医療センター佐倉病院形成外科，診療部長
- 2007年　同，教授

松田　健
（まつだ　けん）
- 1996年　大阪大学卒業
　　　　　同大学形成外科入局
- 1999年　兵庫医科大学耳鼻咽喉科形成外科診療班，医員
- 2001年　飯田市立病院外科
- 2002年　大阪労災病院皮膚形成外科診療班
- 2005年　大阪大学医学部，助手
- 2007年　同，助教
- 2007〜2009年　豪州Bernard O'Brien Institute of Microsurgery，リサーチフェロー
- 2009年　大阪大学医学部，学部内講師
- 2012年　同，講師
- 2013年　大阪警察病院，医長
- 2014年　新潟大学形成外科，准教授
- 2015年　同，教授

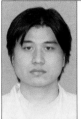

岡崎　睦
（おかざき　むつみ）
- 1990年　東京大学卒業
- 1990年　自治医科大学一般外科で研修開始
　　　　　6施設での形成外科研鑽を経て
- 2000年　国保旭中央病院形成外科，医長
- 2002年　東京大学形成外科，助手
- 2006年　杏林大学形成外科，助教授
- 2009年　東京医科歯科大学大学院形成外科学分野，教授
- 2017年　東京大学大学院形成外科学分野，教授

林　礼人
（はやし　あやと）
- 1995年　順天堂大学卒業
　　　　　同大学学部附属順天堂医院皮膚科，臨床研修医
- 1997年　同大学学部形成外科学講座，専攻生
- 2003年　同大学学部形成外科学講座大学院卒業
- 2003年　同大学学部付属静岡病院形成外科，医長
- 2005年　米国ワシントン大学セントルイス留学
- 2007年　順天堂大学医学部形成外科学講座，准教授
- 2011年　同大学学部附属病院皮膚科，先任准教授
- 2012年　東京医科大学学部皮膚科学講座，兼任准教授
- 2017年　順天堂大学医学部形成外科学講座，教授
　　　　　同大学附属浦安病院形成外科，再建外科，教授

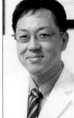

吉岡　伸高
（よしおか　のぶたか）
- 1986年　大阪市立大学卒業
　　　　　京都大学形成外科および関連病院で形成外科研修
- 1990年　高知医科大学耳鼻咽喉科，助手
- 1992年　富永病院脳神経外科（脳神経外科研修）
- 1994年　大阪市立大学形成外科
- 1998年　静岡県島田市民病院形成外科，医長
- 2003年　フロリダ大学脳神経外科，フェロー
- 2004年　ミシガン州プロビデンス病院，クリニカルオブザーバー
- 2005年　大阪府済生会中津病院形成外科，部長
- 2014年　富永病院形成外科，部長

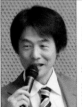

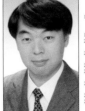

田中 一郎
（たなか　いちろう）
- 1982年　慶應義塾大学卒業
　　　　　同大学形成外科入局
- 1986年　同，助手
- 1987年　埼玉医科大学総合医療センター形成外科，助手
- 1990年　静岡日本赤十字病院形成外科，部長
- 1995年　弘前大学形成外科，講師
- 1998年　栃木県済生会宇都宮病院形成外科，医長
- 2000年　トロント大学（カナダ）形成外科留学
- 2001年　慶應義塾大学形成外科，専任講師
- 2006年　東京歯科大学市川総合病院形成外科，准教授
- 2012年　同，教授

前田　拓
（まえだ　たく）
- 2006年　神戸大学卒業
- 2008年　北海道大学形成外科入局
- 2018年　同大学大学院形成外科修了
　　　　　同大学形成外科，助教

渡辺 頼勝
（わたなべ　よりかつ）
- 1997年　東京大学医学部健康科学・看護学科卒業
- 2001年　同大学医学部医学科卒業
　　　　　湘南鎌倉総合病院，初期研修医
- 2003年　東京大学形成外科
- 2004年　静岡県立総合病院，形成外科
　　　　　東京大学医学部附属病院形成外科・美容外科
　　　　　東京警察病院形成外科
- 2008年　英国Birmingham小児病院 Craniofacial Unit留学
　　　　　仏国Necker小児病院 Craniofacial Unit留学
- 2008年　中国上海第9人民医院 Craniofacial Unit留学
- 2009年　東京警察病院形成外科・美容外科，医員
- 2013年　東京女子医科大学大学院先端生命医科学再生医工学専攻博士課程修了
- 2014年　東京警察病院形成・美容外科，医長

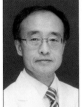

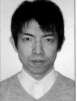

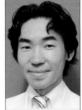

成田 圭吾
（なりた　けいご）
- 2002年　東京大学卒業
　　　　　同大学形成外科入局
- 2003年　公立学校共済組合関東中央病院外科
- 2005年　帝京大学形成外科
- 2006年　静岡県立静岡がんセンター形成外科
- 2008年　杏林大学形成外科

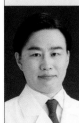

CONTENTS

顔面神経麻痺治療のコツ

編集／新潟大学教授　松田　健

側頭筋を利用した動的再建術
—Lengthening Temporalis Myoplasty：施行手技の詳細と留意点— ……………… 林　礼人　　1

側頭筋腱膜を鼻唇溝に移行し作用させる Lengthening Temporalis Myoplasty (LTM) について，手術手技の詳細や施行時の留意点などについてまとめ，報告する．

遊離広背筋移植による動的再建：二重神経支配型移植法 ………………… 成田圭吾ほか　11

健側顔面神経を力源とする一期的広背筋移植は様々な利点を有する有用な笑いの再建方法である．咬筋神経を力源に加えた二重神経支配型広背筋移植では，自然な動きに加え，早期の神経再生と強い筋収縮が得られる．

ネットワーク型顔面神経再建 …………………………………………………… 前田　拓ほか　20

ネットワーク型神経再建とは，複数の神経力源と支配筋群の間に，端側神経縫合と神経移植を用いてネットワークを作成し，残存する双方の機能を温存しながら損傷した神経へと軸索再生を促す再建の概念である．

舌下神経と顔面交差神経移植を組み合わせた顔面神経再建 ……………… 大河内真之ほか　28

顔面神経麻痺に対する神経移植を用いた治療である．元来の表情筋を動かすことができるメリットがあり，麻痺発症後早期例への有効な治療法の1つと思われる．

顔面神経麻痺再建術における「笑いの質的評価法」……………………………… 林　明照　34

再建後の笑いは，再建目標への到達度で質的に評価する．笑いには随意的・不随意的笑いがあり，ドナー神経の違いで笑いの質と術後経過が異なることを理解し，評価に反映させる．

顔面神経麻痺後遺症の治療 ……………………………………………………… 田中一郎ほか　41

顔面神経麻痺後遺症の治療では，理学療法，手術，ボツリヌストキシン療法などを適宜組み合わせて行う．

◆編集顧問／栗原邦弘　中島龍夫
　　　　　　百束比古　光嶋　勲
◆編集主幹／上田晃一　大慈弥裕之

【ぺパーズ】
PEPARS No.143/2018.11◆目次

神経・血管柄付き遊離広背筋移植術を用いた動的再建術のupdate ……岡崎　睦ほか　**47**
　神経・血管柄付き遊離広背筋移植を用いた表情筋の動的再建において最も基本的なことは，力源となる神経の適切な選択と神経縫合，阻血時間を2時間以内にすることである．

複合神経移行術による顔面神経麻痺の再建 ……………………………吉岡伸高　**58**
　顔面神経麻痺に対する神経移行術の中で，舌下神経と咬筋神経の2つの神経力源をそれぞれ別の顔面神経分枝に縫合する術式について解説した．この術式の利点は mass movement をできるだけ少なくすることにある．

顔面神経麻痺動的再建術に不可欠な3タイプの神経再生様式の選択と使い方
―麻痺表情筋と遊離移植筋への神経再生の促進を目指して― ………………渡辺頼勝　**66**
　顔面神経麻痺動的再建術の治療成績向上には，従来の神経-神経の神経再生タイプ1に加えて神経-筋肉の神経再生タイプ2，筋肉-筋肉の神経再生タイプ3を積極的に融合する必要がある．

眼瞼周囲の病的共同運動・拘縮に対する外科的治療 ……………………松田　健　**75**
　病的共同運動を伴う顔面神経不全麻痺例では完全麻痺例とは全く異なる治療が要求される．病的共同運動の治療は形成外科医にとって今後ますます重要になってくると思われる．

| ライターズファイル……………………………前付 3
| Key words index……………………………前付 2
| ピン・ボード………………………………… 83
| PEPARS　バックナンバー一覧 ……………88～89
| PEPARS　次号予告 ………………………… 90

「PEPARS®」とは Perspective Essential Plastic Aesthetic Reconstructive Surgery の頭文字より構成される造語．

きず・きずあとを扱うすべての外科系医師に送る！

ケロイド・肥厚性瘢痕 診断・治療指針 2018

編集／瘢痕・ケロイド治療研究会

2018年7月発行　B5判　オールカラー　102頁　定価（本体価格3,800円＋税）

**難渋するケロイド・肥厚性瘢痕治療の道しるべ
瘢痕・ケロイド治療研究会の総力を挙げてまとめました！**

目　次

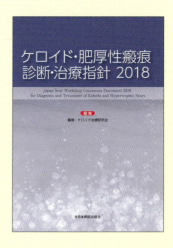

Ⅰ　診断アルゴリズム
1. ケロイド・肥厚性瘢痕の診断アルゴリズム
2. ケロイド・肥厚性瘢痕と外観が類似している良性腫瘍の鑑別診断
3. ケロイド・肥厚性瘢痕と外観が類似している悪性腫瘍の鑑別診断
4. ケロイド・肥厚性瘢痕の臨床診断
5. ケロイド・肥厚性瘢痕の病理診断
6. ケロイド・肥厚性瘢痕の画像診断

JSW Scar Scale（JSS）2015

Ⅱ　治療アルゴリズム
1. 一般施設での加療
2. 専門施設での加療

Ⅲ　治療法各論
1. 副腎皮質ホルモン剤（テープ）
2. 副腎皮質ホルモン剤（注射）
3. その他外用剤
4. 内服薬（トラニラスト，柴苓湯）
5. 安静・固定療法（テープ，ジェルシート）
6. 圧迫療法（包帯，サポーター，ガーメントなど）
7. 手術（単純縫合）
8. 手術（くり抜き法，部分切除術）
9. 手術（Z形成術）
10. 手術（植皮，皮弁）
11. 術後放射線治療
12. 放射線単独治療
13. レーザー治療
14. メイクアップ治療
15. 精神的ケア
16. その他
　　凍結療法／5-FU療法／ボツリヌス毒素療法／脂肪注入療法

Ⅳ　部位別治療指針
1. 耳介軟骨部
2. 耳介耳垂部
3. 下顎部
4. 前胸部（正中切開）
5. 前胸部（その他）
6. 上腕部
7. 肩甲部
8. 関節部（手・肘・膝・足）
9. 腹部（正中切開）
10. 腹部（その他）
11. 恥骨上部
12. その他

（株）全日本病院出版会

〒113-0033　東京都文京区本郷3-16-4
TEL：03-5689-5989　FAX：03-5689-8030
http://www.zenniti.com

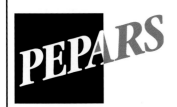

◆特集/顔面神経麻痺治療のコツ

側頭筋を利用した動的再建術
―Lengthening Temporalis Myoplasty：施行手技の詳細と留意点―

林　礼人*

Key Words：顔面神経麻痺動的再建(facial reanimation)，筋肉移行(muscle transfer)，側頭筋移行(temporalis muscle transfer)，島状側頭筋弁移行(Lengthening Temporalis Myoplasty)，筋弁移植(muscle graft)

Abstract　顔面神経麻痺に対する笑いの動的再建術には，陳旧例に対する遊離筋弁移植が最も代表的な手技として挙げられるが，筋肉移行術の歴史も古く，今尚様々な形で発展を遂げている．中でも，側頭筋を用いた手法は古くから行われ，その移行形態も筋層全体を翻転して口唇部に作用させる手法や筋膜移植を介するものなど，様々な術式が報告されてきた．

　近年では，側頭筋付着部の筋突起を切離して，島状に前方移動させて口周囲に直接作用させるLengthening temporalis myoplasty(LTM)が，世界的にも注目を集めている．本術式は，有茎弁であることによる動きの確実性や術中に頬部形態の再現ができるといった様々な利点を有するが，手術手技がやや煩雑とされる．

　本報告では，我々の行ってきた本手法に関するアプローチ法や口腔内切開といった工夫を述べるとともに，手術手技の詳細や施行時の留意点などについてまとめ，報告を行う．

はじめに

　側頭筋移行による顔面神経麻痺動的再建術は，牽引方向が笑いの再建に望ましく，比較的古くから様々な術式が報告されてきた[1]〜[3]．最初の報告は1934年のGilliesらによるもので，側頭筋の一部を頬骨弓を越えて反転させ，大腿筋膜移植を介して口角の動きを得るというものであった[1]（図1-a）．1953年には，McLaughlinらが側頭筋の付着する筋突起を離断し，そこに大腿筋膜移植を行って口角部の再建を行う手法を報告し[2]（図1-b），その後Rubinらは，Andersonらの麻痺性兎眼の再建法を発展させ，大腿筋膜移植を用いずに側頭筋の深筋膜を反転させて口角部の再建を行う手法を報告している[3]（図1-c）．

　これらの側頭筋移行の手法は，動的再建として考案されたものの，得られる動きは限定的で，遊離筋弁による動的再建術が確立してからは，限定的な施行に留まっていた．

　しかし，1997年にLabbéらは，側頭筋腱膜を直接鼻唇溝部に作用させるLengthening Temporalis Myoplasty(LTM)を考案し，良好な動きと形態の再建が得られることを報告した[4]．この手法はMcLaughlin法をさらに発展させ，側頭筋全体を前下方に移動して，筋突起に付着している側頭筋腱膜を側頭筋の収縮に合わせた力限として鼻唇溝部に作用させるものとなる（図2）．頬骨弓下に側頭筋腱膜を伸展させるため，頬部の膨隆はきたさず，buccal fat内を腱膜が滑走し側頭筋全体が作用することで，良好な動きが得られると考えられている．また，有茎弁であることによる動きの確実性や術中に頬部形態の再現ができるといった様々な利点を有し，近年大きな注目を集めている[5]．

　我々は，鼻唇溝部からの確実なアプローチ法を屍体解剖を通して検討したり[6][7]，口腔内切開による手法を考案するなど[8][9]，本手法のより有効な活用法について様々な報告を重ねてきた[5]〜[10]．今回

---

* Ayato HAYASHI，〒279-0021　浦安市富岡2-1-1　順天堂大学医学部附属浦安病院形成外科・再建外科，教授

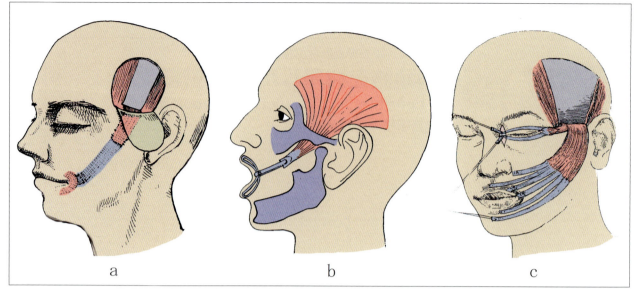

図1. 側頭筋を使用した再建術
a：Gillies らの手法（文献1より改変引用）
b：McLaughlin らの手法（文献2より改変引用）
c：Rubin らの手法（Reconstructive Plastic Surgery, 2nd ed. vol. 3. by Converse, J. M. より改変引用）

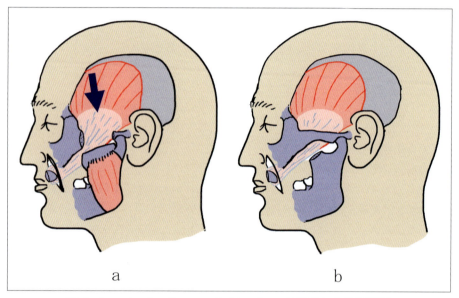

図2. Lengthening Temporalis Myoplasty(LTM)による再建術
a：LTM の原法．頬骨弓の骨切りを行った上で筋突起を頭側から離断し，筋突起に停止する側頭筋腱膜を伸展して直接鼻唇溝部に作用させる．
b：鼻唇溝部から筋突起を離断する変法（文献7より引用）

はそれらの経験を踏まえ，本手法施行時の手術手技の詳細や留意点などについてまとめ，報告を行う．

術前評価

まず，本術式を実施する前の術前評価として，Mona Lisa, Canine, Full denture といった笑いのタイプの評価を行い，鼻唇溝部における笑いの再建ポイントを確認する．通常，鼻唇溝部の内側に3か所の牽引ポイントを設定するが（図3-a），実際に指で引いてどこが適切な牽引ポイントかを

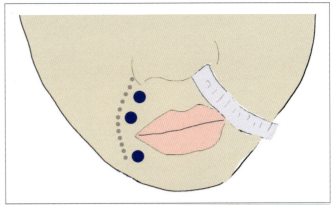
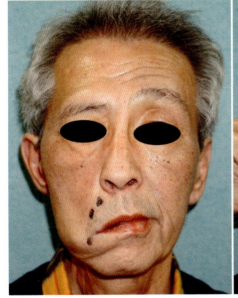
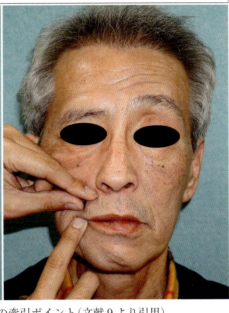

図 3．LTM における鼻唇溝部の牽引ポイント（文献 9 より引用）
a：代表的な牽引ポイントのシェーマ．再建予定の鼻唇溝よりもやや内側で鼻唇溝の周囲全体を牽引する形態とし，症例ごとに微調整を行う．（青丸：牽引ポイント，点線：再建予定の鼻唇溝）
b：60 歳男性の陳旧性右完全麻痺症例における実例
c：指での牽引によるシミュレーション．下口唇も含めた鼻唇溝全体を上口唇とのバランスを考慮しながら牽引すると良好な形態が得られる．

マーキングする（図 3-b）．特に，尾側の点については下口唇も含めた全体的な形態に影響を及ぼす傾向があり，注意してその点を設定することが重要である（図 3-c）．

鼻唇溝切開による Lengthening Temporalis Myoplasty

Labbé らによる原法では[11]，頬骨弓の骨切りを行った上で筋突起を頭側から離断するが（図 2-a），頬骨弓骨切りに伴う侵襲や手技の煩雑さなどが問題と思われた．その後，筋突起を口腔内から離断し頬骨弓を温存する V. 2. が報告され[12]，我々もその手法に準じた手技を全例で施行している[7]（図 2-b）．

皮切は，片側のジグザグ冠状切開および鼻唇溝部における 4 cm 程の切開から行い，眼瞼や下口唇などへの静的再建を同時に施行する場合には，その皮切を追加する（図 4-a）．

側頭部のジグザグ切開から始め，帽状腱膜下および側頭筋筋膜上で剝離を行い，筋体全体を露出させる．側頭筋の深筋膜は 2 層になっているが，表層の筋膜を頬骨弓の 3 cm 程頭側にて切開し，

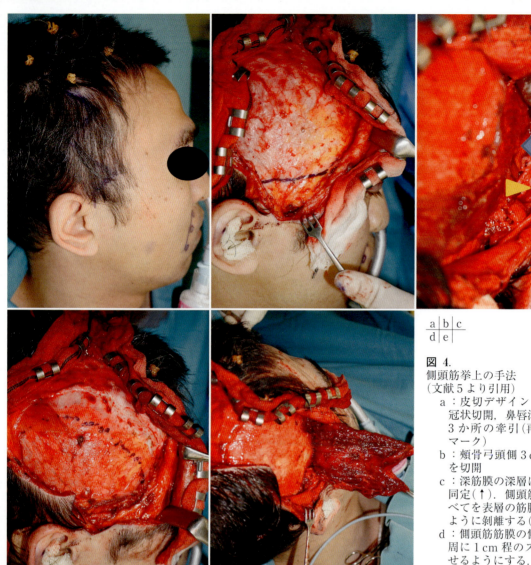

図 4.
側頭筋挙上の手法
(文献5より引用)
　a：皮切デザイン(片側のジグザグ冠状切開，鼻唇溝部の切開および3か所の牽引(再建)ポイントをマーク)
　b：頬骨弓頭側3cmで表層の筋膜を切開
　c：深筋膜の深層に側頭筋の筋体を同定(↑)．側頭筋上の脂肪組織すべてを表層の筋膜側に付着させるように剝離する(▲)．
　d：側頭筋筋膜の側頭骨付着部前半周に1cm程のスリットを残存させるようにする．
　e：側頭筋全体の剝離・挙上を側頭下稜部まで十分に行う．

側頭筋の筋体そのものを同定する(図4-b)．その際，側頭筋上に脂肪組織が付着しており，この脂肪組織すべてを表層の筋膜側に付着させるように剝離することが重要で(図4-c)，この付着脂肪を筋肉側に残存させると側頭筋移動時に頬骨弓に引っ掛かり側頭筋の下方移動を妨げるほか，表層の筋膜側に温存しないと，同部の術後陥凹を生じる可能性がある．

側頭筋上の剝離を頬骨弓下に進め，頬骨弓後面に付着する頬筋の一部を切離して，側頭筋膜の筋突起付着部と下顎切痕の位置を触知し確認する．その後側頭筋全体の挙上を行うが，側頭筋筋膜の側頭骨付着部前半周に1cm程のスリットを残存させるようにして深筋膜を切開する(図4-d)．その後，側頭筋全体の剝離・挙上を頬骨弓下付近の側頭下稜部まで，血管茎に注意しながら良好な可動性が得られるまで行う(図4-e)．

側頭筋の挙上が終了したら，鼻唇溝部の切開から筋突起を同定する．まず，鼻唇溝部から2cmは皮下浅層を剝離し，その後頬部脂肪体内を深部に剝離していく(図5-a)．この浅層剝離の手技を怠ると側頭筋収縮時に頬部の膨隆を生じるとされ[13]，我々の施行した屍体解剖においても，2cmの皮下浅層剝離で頬部脂肪体部に直接的にアプ

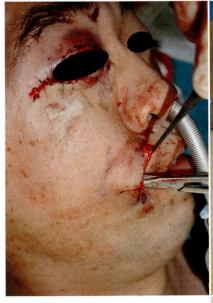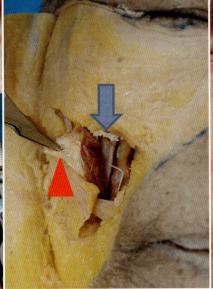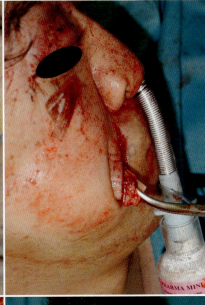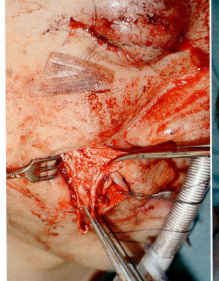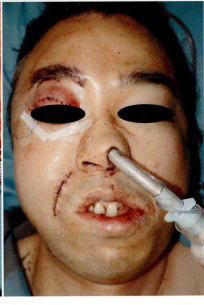

a	b	c
d	e	

図 5.
鼻唇溝切開による筋突起離断～手術終了までの流れ
（文献 5～7 より引用）
 a：鼻唇溝部から 2 cm は皮下浅層を剝離
 b：咬筋起始部前縁の筋膜を 1 cm 程切開すると，比較的容易に筋突起を同定することが可能（↑：筋突起，▲：切開した咬筋筋膜）
 c：筋突起が余裕を持って鼻唇溝部に届くまで側頭筋の牽引操作を続ける．
 d：筋膜を扇状に拡げて，鼻唇溝部全体を牽引する．
 e：鼻唇溝部が過矯正にならないよう，静止時での位置を再現する．

ローチが可能であった[6)7)]．その後，頬部脂肪体内を深部に剝離していくが，この際 Stensen 管や不全麻痺例では既存の顔面神経などを損傷しないことが重要で，鋭的な剝離操作は一切行わないようにする．側頭筋膜を牽引する頬部脂肪体の入り口は，上顎骨や大頬骨筋・咬筋に囲まれた狭いスペースで，筋突起が咬筋前縁に隠れるように存在することを報告したが[6)]，頬骨突起下縁に沿って剝離を進め，咬筋起始部前縁の筋膜を 1 cm 程切開すると，比較的容易に筋突起を同定することが可能である．側頭筋膜の可動部が拡大することにもなり[6)]（図 5-b），重要なポイントのひとつである．

筋突起を同定したら，周囲を十分剝離して保護した後に，下顎切痕を確認して骨切り方向を決定し筋突起を切断する．筋突起周囲の保護が十分でないと pterygoid plexus vein を損傷してしまうことがあり，注意が必要である．その後，筋突起ごと側頭筋腱膜を鼻唇溝部に牽引するが，その際に側頭筋そのものを引き延ばすように時間をかけてゆっくりと牽引する．初めはなかなか届きそうにないが，徐々に伸びてくるようになり，筋突起が余裕を持って鼻唇溝部に届くまでその操作を続ける（図 5-c）．

側頭筋膜の鼻唇溝部への固定については，まず

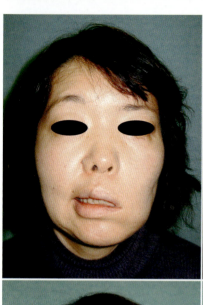
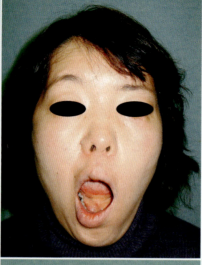
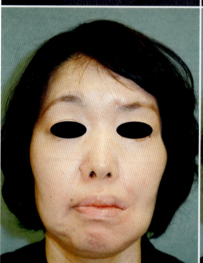
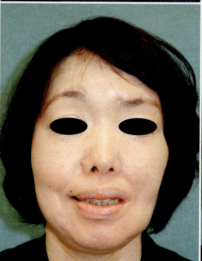
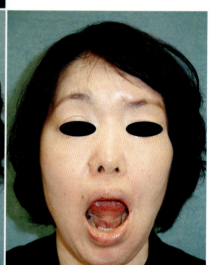

図 6.
鼻唇溝切開の代表症例
48歳，女性．左顔面神経完全麻痺
 a，b：術前の状態
  a：笑顔時
  b：開口時
 c～e：術後2年半の状態
  c：静止時
  d：笑顔時
  e：開口時

　術前にマーキングした牽引ポイント部によい形で固定糸を掛けることが重要である．その後，筋突起から側頭筋膜を外して固定するが，外した筋膜を拡げると扇状になり，鼻唇溝部全体の牽引が可能になる(図 5-d)．頭側から鼻唇溝部に筋膜を固定し，側頭筋を牽引して笑いの形態を再現させ，固定位置および牽引の方向を評価する．

　その後，側頭筋の牽引方向を確認しながら残存させておいた筋膜 strip へと側頭筋を固定するが，鼻唇溝部が決して過矯正にならないよう，静止時での位置を再現し，手術を終了とする(図 5-e)．

＜代表症例(鼻唇溝切開)＞

　48歳，女性．10年前に聴神経腫瘍切除術後に左顔面神経の完全麻痺を生じ，眼瞼部への静的再建術が施行されるも，頬部は完全麻痺の状態が継続していた(図 6-a，b)．

　笑いの再建を希望されたため，本法とともに健側顔面神経頬筋枝と側頭筋三叉神経との間に交叉神経移植術を施行した．

　術後 3 か月頃から良好な側頭筋の収縮を認めたが，若干の dimple を鼻唇溝部に認め，下口唇の修正も希望されたため，修正術とともに下口唇への double fascia 法を施行した．

　術後経過は良好で，下口唇部形態も含めた顔面静止時の形態は著明に改善し，笑顔時の形態も非常に良好で，高い満足度を得ている(図 6-c～e)．笑顔の質も良好で，微笑みから大きな笑顔といった微細な笑いの調節も可能である．また，術後 3年頃から交叉神経移植の効果もあるのか，自然な spontaneous smile を認めるようになった．

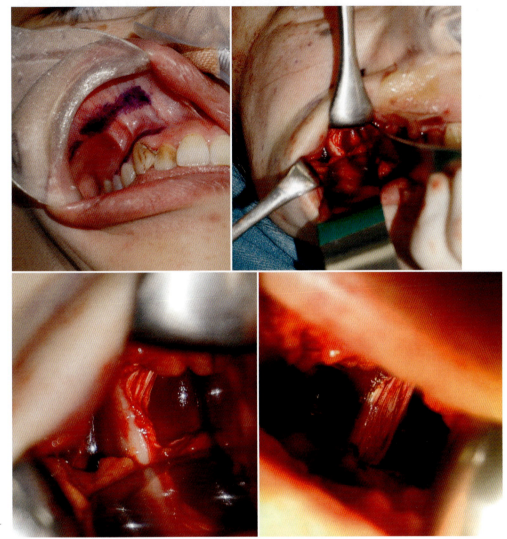

図 7. 口腔内切開による手法（文献 8 より引用）
a：口腔内切開のデザイン
b：口腔内切開からの筋突起の露出
c，d：口腔内切開法と鼻唇溝切開による従来法における筋突起切断時の手術視野の比較
　c：口腔内切開法，d：鼻唇溝切開

口腔内切開による Lengthening Temporalis Myoplasty

近年では，若年者や女性の症例を中心に，鼻唇溝部の瘢痕を生じないよう口腔内切開による手法を考案し[8]，実践している．

皮切は片側のジグザグ冠状切開および口腔粘膜部での 4 cm 程の切開とし（図 7-a），口腔粘膜部の切開は，牽引ポイントの組織を保つことを考え，術前にマーキングした牽引ポイントのやや外側としている．

側頭部の挙上を施行し，筋突起部へのアプローチを口腔内から施行する．粘膜切開後は atraumatic な操作とし，鼻唇溝部から 2 cm は皮下浅層を剝離し，その後 buccal fat 内へと操作を進める．咬筋の頬骨弓への付着部を用手的に固定し，付着部前縁を 1 cm 程切開した上で，筋突起の固定を行う（図 7-b）．

次に筋突起の骨切りを行うが，手術視野としては鼻唇溝部からの切開と比較しても遜色のない視野が得られ（図 7-c, d），筋突起周囲を十分剝離し保護した後に，筋突起を切断する．

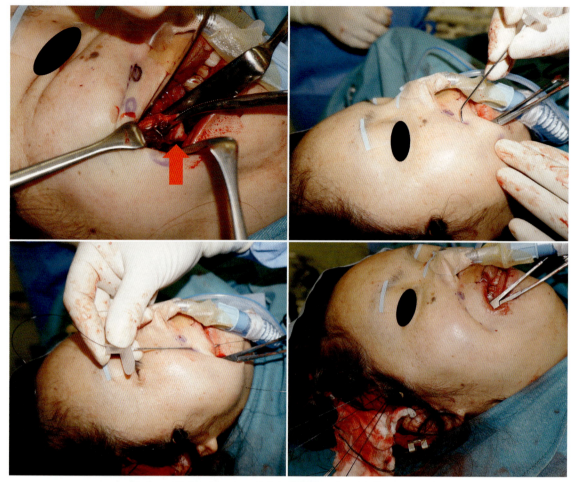

図 8. 口腔内切開による筋突起離断後の流れ(文献 8 より引用)
a:口腔内に牽引した筋突起(↑). 十分に余裕を持って固定位置まで届くように牽引する.
b〜d:牽引ポイントへの固定. 硬膜外麻酔用のプロペラ針を用いて, 直接牽引ポイントに穿刺すると, 良好な位置への糸固定が比較的容易に行える(b). その際には, 針内に糸を通した上で, 牽引ポイント直下の真皮深層から皮下に穿刺し(c), 固定糸を側頭部に引き出して, 鼻唇溝の形態を確認する(d).

a	b
c	d

　その後,側頭筋腱膜とともに口腔内へと筋突起を牽引するが,鼻唇溝切開と比較してどこまで牽引するかの目安がややわかりにくい印象があり,牽引ポイントに余裕を持って届くまで,側頭筋のlengtheningを行うようにする(図8-a).

　その後,側頭腱膜を術前に予めマーキングした牽引ポイントに固定するが,硬膜外麻酔で使用するプロペラ針を用いて固定糸の縫着を施行している(図8-b,c).固定糸は従来法ではpolyfilamentを使用していたが,口腔内の操作では感染が危惧されるため,2-0のmonofilamentを使用してい

る.全ての固定糸をかけた後に,側頭部に糸を引き出して牽引し,鼻唇溝の形態が再現できるかを確認した上で,側頭筋腱膜を固定糸で鼻唇溝部に縫着する(図8-d).

　最後に側頭筋を牽引して笑いの形態を再度再現させ,側頭筋を縫い代として残しておいた側頭線上の筋膜に縫着して固定するが,鼻唇溝形態はあくまで自然な形態を目標とし,過矯正は行わないように留意する.

＜代表症例(口腔内切開)＞
　26歳,女性.約3年前の妊娠初期にBell麻痺を

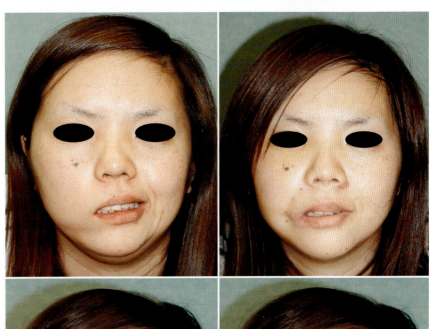

図 9.
口腔内切開の代表症例:26 歳,女性.右頰部の麻痺例(文献 8 より引用)
 a:術前の笑顔時の状態
 b:術後 7 日目の状態.顔面頸部の露出部に殆ど瘢痕を残さず,静的再建としての有効性が顕著である.
 c,d:術後 1 年の状態.術後早期の静止時の顔面形態が保持され(c),笑顔時の動きや形態も良好である(d).

生じた.胎児への影響を考慮し,薬物療法が見送られたため,頰部に顔面神経の完全麻痺が残存した.柳原 40 点法で 16/40 点で,閉瞼機能は良好に保たれているものの,鼻唇溝部の動きは全く認めなかった(図 9-a).陳旧性麻痺に即した外科的治療の適応と考え,笑いの再建について,神経血管柄付き遊離筋弁移植との選択となったが,早期から確実な治療結果が期待できる本法を強く希望されたため,ご本人の希望もあり口腔内切開による LTM での再建を施行した.

術後創部の経過は良好で,術直後から良好な形態改善が得られ,静的再建としての効果も高かった(図 9-b).特に,切開が口腔内と頭髪内に限られ,顔の露出部皮膚に一切の瘢痕を残さないため,術後早期から高い満足度が得られた.

術後 3 か月頃から側頭筋の動きを認めるようになり,笑顔時の鼻唇溝形態も術直後からの自然な形態が保たれ,良好な笑いの再現が可能になった(図 9-c,d).

術後管理

術後には,特に制限や固定を行っていないが,開口が 1 横指程度に留まることが多く,流動食からお粥へと徐々に食事をあげていくようにしている.通常術後 3 か月程度で開口は問題ないレベルにまで改善し,頰部の動きも認めるようになるため,それに合わせてミラーフィードバックを促すようにしている.

まとめ

今回は，我々の施行しているLTMの手術手技の詳細や施行時の留意点などについてまとめ，報告を行った．

手技的な煩雑さが問題とも言われるが，技術的に困難な手技は多くなく，各々の場面でのポイントをしっかりと把握することで，安定した結果が得られるものと思われる．

また，口腔内切開による手法は，若年者症例に特に有用で，鼻唇溝切開と同等の手術視野が得られ，筋突起の離断や牽引は問題なく施行することが可能であった．鼻唇溝部への牽引糸の固定など，手技的に煩雑な場面も存在するが，本術式の適応を大きく拡げるものと思われた．非常に有用な動的再建法と考えられるため，今後より多くの施設で本手法が実践されていくことを期待している．

参考文献

1) Gillies, H.: Experiences with Fascia Lata Grafts in the Operative Treatment of Facial Paralysis: (Section of Otology and Section of Laryngology). Proc R Soc Med. **27**: 1372-1382, 1934.
2) McLaughlin, C. R.: Surgical support in permanent facial paralysis. Plast Reconstr Surg (1946). **11**: 302-314, 1953.
3) Rubin, L. R.: The anatomy of a smile: its importance in the treatment of facial paralysis. Plast Reconstr Surg. **53**: 384-387, 1974.
4) Labbé, D.: Lengthening of temporalis myoplasty and reanimation of lips. Technical notes. Ann Chir Plast Esthet. **42**: 44-47, 1997.
5) 林　礼人ほか：Modified Temporal Myoplastyによる顔面神経麻痺動的再建術　手術施行における重要ポイントについて．Facial Nerve Res Jpn. **33**: 203-205, 2013.
6) 林　礼人ほか：Modified Temporal Myoplastyによる顔面神経麻痺動的再建術　屍体解剖による術式の検討．Facial Nerve Res Jpn. **32**: 153-155, 2012.
7) Hayashi, A., et al.: Experience and anatomical study of modified lengthening temporalis myoplasty for established facial paralysis. J Plast Reconstr Aesthet Surg. **68**: 63-70, 2015.
8) 林　礼人ほか：口腔内切開によるLengthening Temporalis Myoplastyでの顔面神経麻痺動的再建術の経験．Facial Nerve Res Jpn. **35**: 105-108, 2016.
9) 林　礼人ほか：Lengthening temporalis myoplastyにおける良好な鼻唇溝作成のポイントと留意点について．Facial Nerve Res Jpn. **37**: 127-130, 2017.
10) 林　礼人ほか：Modified Temporal Myoplastyによる顔面神経麻痺動的再建術の経験．Facial Nerve Res Jpn. **31**: 129-132, 2011.
11) Labbé, D., Huault, M.: Lengthening temporalis myoplasty and lip reanimation. Plast Reconstr Surg. **105**: 1289-1297, 2000.
12) Labbé, D.: Lenghtening temporalis myoplasty V. 2. and lip reanimation. Ann Chir Plast Esthet. **54**: 571-576, 2009.
13) Nduka, C., et al.: Refinements in smile reanimation: 10-Year experience with the lengthening temporalis myoplasty. J Plast Reconstr Aesthet Surg. **65**: 851-856, 2012.

◆特集/顔面神経麻痺治療のコツ

遊離広背筋移植による動的再建：二重神経支配型移植法

成田圭吾[*1] 多久嶋亮彦[*2]

Key Words：顔面神経麻痺（facial paralysis），再建（reconstruction），神経・血管柄付き遊離筋肉移植（neuro-vascular free muscle transfer），広背筋（latissimus dorsi muscle），二重神経支配（dual innervation）

Abstract 一期的遊離広背筋移植は陳旧性顔面神経麻痺に対する有用な笑いの再建方法であり，長い神経柄を健側の顔面神経分枝と直接縫合し，1回の手術で自然に近い笑いを獲得できる．採取部の犠牲は少なく，移植筋の栄養血管は十分な長さと口径を有し，病態に応じて筋体のサイズ調整や皮膚軟部組織の複合も容易に行える．さらに胸背神経の分枝を利用することで神経力源に患側の咬筋神経を加えた二重神経支配型の広背筋移植とすることが可能であり，自然な動きに加え，顔面神経単独よりも早い神経再生と強い移植筋の動きを期待できる．二重神経支配型筋肉移植において，真に両神経の利点が活かされて笑いの獲得に寄与しているかについては今後の検証が待たれる．

はじめに

表情筋の機能回復が不能となった陳旧性顔面神経麻痺の患者に対する神経・血管柄付き遊離筋肉移植は，患者が社会生活を営む上で重要な笑いの表情の再建方法として確立されている．健側の顔面神経を力源とすることで自発的な笑いを獲得できることが咀嚼筋を用いた筋移行術にはない最大の利点であり，顔面交叉神経移植と組み合わせた二期的再建法と，長い神経柄を利用した一期的再建法に大別される．一期的広背筋移植は多くの利点を有する代表的な一期的再建法である．本稿では陳旧性顔面神経麻痺に対する遊離筋肉移植術における神経力源の変遷と一期的広背筋移植の特徴について解説し，さらに近年我々が取り組んでいる二重神経支配型広背筋移植について述べる．

遊離筋肉移植における神経力源の変遷

1976年に波利井らが陳旧性顔面神経麻痺に対する神経・血管柄付き遊離薄筋移植の成功を報告し[1]，遊離筋肉移植による笑いの再建が始まった．用いられた神経力源は患側の三叉神経の分枝である深側頭神経であったため，移植筋が「咬む」という行為で動き，自然な笑いが得られないことが問題視された．そこで当時行われ始めていた顔面交叉神経移植を応用し，移植神経を介して健側顔面神経の軸索が患側頬部に到達した後，その神経を力源として筋肉移植を行う二期的再建法が登場し[2)3)]，自然な笑いを獲得できるようになった．1980年代以降，薄筋以外に広背筋[2)4)]，小胸筋[5)6)]，腹直筋[7)]，前鋸筋[8)]など数々の移植筋を用いた二期的再建が報告され，現在でも広く行われている．しかしながら，患者が表情を獲得するまでに2回の手術と2年近い歳月を要し，しかも腓腹神経採取部に知覚障害が残るという問題点があった．それを克服するため，健側顔面神経分枝と直接縫合

[*1] Keigo NARITA，〒181-8611 三鷹市新川6-20-2 杏林大学医学部形成外科，助教
[*2] Akihiko TAKUSHIMA，同，主任教授

可能な長さの神経柄を有する広背筋[9]〜[11]，腹直筋[12]，大腿二頭筋短頭[13]などを用いた一期的再建方法が開発された．なかでも一期的遊離広背筋移植は標準的な再建方法の1つとして定着している．

神経力源は三叉神経から顔面神経へと変遷したにもかかわらず，近年，欧米を中心に三叉神経の分枝である咬筋神経が力源として見直される動きがある．健側の顔面神経を用いた筋肉移植では移植筋の動きが不十分な症例があるのに対し，患側の咬筋神経を用いると早い神経再生と強い筋収縮を得やすいためである[14]〜[16]．この方法の支持者らは脳の可塑性により自然な笑いを獲得できるようになると主張している[17][18]が，その点に関しては結論が出ていない．

両者の優位性が議論される中で，顔面神経と咬筋神経の両方を力源とする筋肉移植が登場した．渡辺らは通常の一期的遊離広背筋移植に加えて広背筋の神経流入部を咬筋と接触させ，咬筋からの muscular neurotization を誘導した二重支配を報告し[19]，Biglioli らは咬筋神経を用いた薄筋移植と同時に顔面交叉神経移植を行い，交叉神経を薄筋の閉鎖神経へ端側縫合することによる二重支配を報告した[20]．我々も 2010 年から胸背神経の分枝を利用した方法を試みている．これらの二重神経支配型筋肉移植では，顔面神経による自然な動きと咬筋神経による強力な動きの獲得が期待されており，新たな潮流となりつつある．

一期的広背筋移植の特徴

一期的遊離広背筋移植の最初の報告は，1989 年に Wang らによって中国語で行われた[9]．我々は 1993 年から本法を開始し[11]，改良を加えながら現在でも第一選択として行っている（図 1-a）[21][22]．広背筋の固有神経である胸背神経は成人で 15〜16 cm の長さを確保することが可能であり，健側頬部において緊張なく顔面神経分枝と神経縫合できるため，1 回の手術で自然な笑いを獲得しやすいことが最大の利点である．移植筋の動き始めは 6〜8 か月後であることが多く，その後も特別な理学療法を必要としない．筋肉採取に伴う犠牲はほとんどなく，瘢痕も目立ちにくい．栄養血管である胸背動静脈は十分な長さと口径を有し，安全な血管吻合を行いやすい．また，採取する筋肉の幅や厚みを調整することが可能であり，複数の筋肉移植や皮膚軟部組織の複合も容易である．

これらの利点を活用し，一期的遊離広背筋移植は幅広い年齢層の多様な陳旧性顔面神経麻痺に対して適応される．例えば小児の先天性麻痺に対しては 6 歳前後であれば安全に施行可能であり，70 代の高齢者であっても移植筋の神経再生には問題なく，再建の希望と耐術能があれば適応を考慮する．不全麻痺に対しては薄く，小さい筋肉を移植し，できるだけ術後の bulkiness が目立たないように配慮する[23]．笑う際に健側下口唇の動きが強い症例に対しては広背筋を二分割して採取し，頬部と下口唇へ移植する[24]．悪性腫瘍の治療後などで陥凹変形を伴う症例に対しては皮膚軟部組織の充填も可能であり[25]，患側頸部に血管がなければ血管柄を肩甲下動静脈の起始部まで採取し，健側の顔面動静脈と吻合できる．一方，メビウス症候群のように健側の顔面神経を利用できない症例には適応がない．また，二期的再建法と比較して結果が出るまでの期間は大幅に短縮したが半年以上はかかるため，後期高齢者や長期予後の見込めない担癌患者に対しては適応しにくい．

二重神経支配型遊離広背筋移植の術式

前述のごとく，近年，健側の顔面神経と患側の咬筋神経の両者を力源に用いた二重神経支配型筋肉移植による笑いの再建が試みられている．我々が行っている二重神経支配型遊離広背筋移植のシェーマを図 1-b に示す．一期的遊離広背筋移植に加え，胸背神経の末梢枝を患側の咬筋神経と神経縫合する．基本的な手技は従来の一期的遊離広背筋移植の報告[21][22]と同様であり，追加する手技を中心に述べる．

1．広背筋の採取

胸背神経は広背筋の裏面で複数の分枝に分かれ

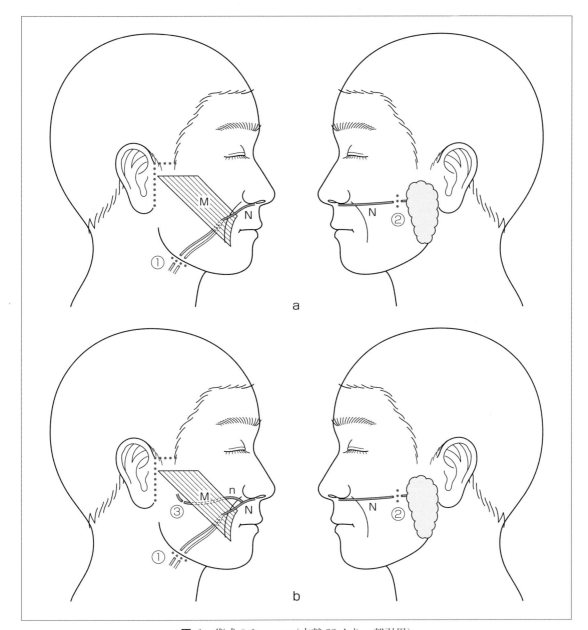

図 1. 術式のシェーマ(文献 22 より一部引用)
a:従来の一期的広背筋移植
b:二重神経支配型広背筋移植
点線:皮膚切開線,M:移植広背筋,N:胸背神経,n:胸背神経の分枝,①:顔面動静脈との血管吻合部,②:健側顔面神経との神経縫合部,③:患側咬筋神経との神経縫合部

て広背筋へ流入し,筋肉内を尾側,内側へ走行する.通常の一期的広背筋移植では,広背筋外側縁の近傍を尾側へ下行する分枝(外側枝)を用いて4×10 cm ほどの広背筋を採取し,採取部より内側の筋体へ流入する分枝は切離する.二重神経支配

として移植する場合,筋肉採取部の内側を走行する分枝(内側枝)を末梢へ剝離して使用する(図2).体位や皮膚切開,神経血管柄の中枢側の剝離,筋肉の採取部についてはこれまでと同様である.神経の分岐形態にはバリエーションがあるが,筋

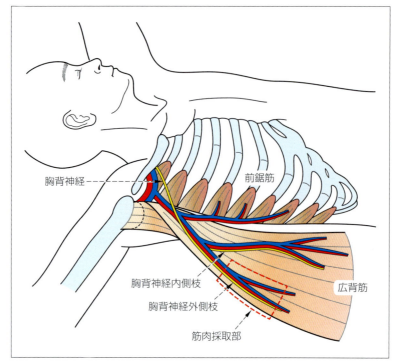

図 2. 二重神経支配型広背筋移植における広背筋採取のシェーマ

肉への流入部より 3〜4 cm 中枢で太い内側への分枝を認めることが多く，その分枝を末梢へと剥離する．広背筋裏面(広背筋と前鋸筋の間)の剥離を内側へ拡大し，広背筋内で内側枝を末梢へと剥離していくと，内側枝は細く枝分かれしていく．そのうち1本を神経分岐部から 12 cm ほどの長さを確保して切離する．必要な長さは顔面の横幅だけでなく流入部から分岐部までの長さ(外側枝の長さ)にも規定されるため，分岐部が中枢寄りの症例ではさらに長く採取する必要がある．

2．咬筋神経の剥離と神経縫合

患側頬部において移植床の剥離や移植筋固定糸の準備を完了させた後，咬筋神経の剥離を行う．まず，下顎切痕をメルクマールとして SMAS 層を切開する．耳下腺内，咬筋内へ鈍的に剥離を進め，咬筋深層で咬筋神経を同定する．これを可及的に末梢へ剥離して切離，翻転し，咬筋表層まで引き出すと，後の縫合操作が容易となる．咬筋神経の末梢枝は細いが，胸背神経の末梢枝と同程度のことが多い．

移植筋採取後の手順は，移植筋中枢端の鼻唇溝部への固定，血管吻合，神経縫合，移植筋末梢端の頬骨弓部への固定，の順に行う．胸背神経の末梢枝は細く，術野の外では乾燥しやすいため注意が必要である．神経縫合については，健側の顔面神経を主要な神経力源と考えているため，まず健側頬部で顔面神経と胸背神経中枢端の縫合を確実に行う．その後に患側頬部に戻り，咬筋表層に引き出した咬筋神経と胸背神経内側枝を縫合する．神経を絞扼しない程度に SMAS 層を縫合閉鎖した後，移植筋の末梢側をトリミングして固定する．

二重神経支配型遊離筋肉移植の治療成績

2010〜2016 年までの間に陳旧性完全麻痺 54 例(男性 33 例，女性 21 例)に対して胸背神経の内側枝を使用した二重神経支配型広背筋移植を施行した．手術時の年齢は 5〜75 歳(平均 47.4 歳)であった．顔面神経，咬筋神経による移植筋の動きが最初に確認されたのはそれぞれ平均 7.2 か月，4.4 か月であった．表1のグレーディング・スケールによる評価ではグレード 5 が 33 例(61.1%)，グレード 4 が 14 例(25.9%)であった．従来の一期

表 1. 筋肉移植術後の笑いの評価基準（文献 11 より引用）

Grade	Description
5	・Symmetric balance and good facial tone at rest ・Sufficient muscle power upon voluntary contraction ・Synchronous and natural expression upon emotional facial movements, especially upon smiling ・EMG demonstrating relatively high amplitudes with full interference patterns and high evoked potentials obtained upon stimulation of the contralateral facial nerve
4	・Symmetric balance and good facial tone at rest ・Active muscle contraction acquired but not sufficiently synchronous (too strong or slightly weak) ・EMG demonstrating good interference patterns and evoked potentials ・Results well accepted by the patients
3	・Symmetric balance and good facial tone at rest ・Insufficient contraction of the muscle ・Low volitional EMG spikes with discrete interference patterns
2	・Reduced symmetric balance upon smiling ・No effective contraction of the muscle ・EMG with no interference patterns
1	・No correction ・Electrically silent EMG
0	・No follow-up

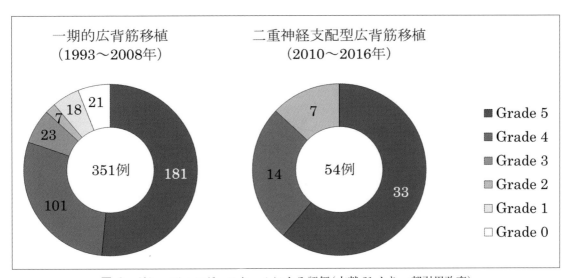

図 3. グレーディング・スケールによる評価（文献 21 より一部引用改変）

的広背筋移植の治療成績[21]と比較すると，移植筋の収縮が得られたグレード3＋4＋5の割合に関しては差がないが，二重神経支配型では動きの不十分なグレード3の症例はなく，一期的広背筋移植より強い動きが得られていた（図3）．

考 察

筋肉移植の歴史を振り返ると，自然な笑いを再建するための神経力源として健側顔面神経が優れていることは明白である．一方，Coombs らによると咬筋神経の軸索数は健側顔面神経分枝の2倍，顔面交叉神経移植を越えて麻痺側へ達する軸

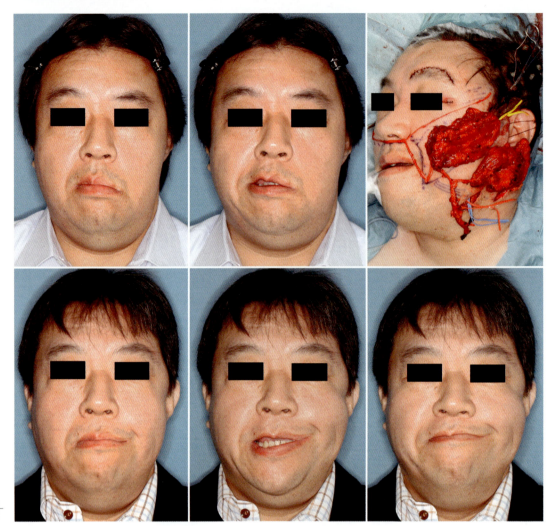

図 4. 50 歳, 男性. 耳下腺癌術後左顔面神経完全麻痺
a：術前. 安静時
b：術前. 笑った時
c：麻痺後 1 年 4 か月で胸背神経内側枝を利用した二重神経支配型広背筋移植を施行した. 耳下部の陥凹変形を修正するため, 移植筋と自由度を持たせた筋肉脂肪弁を同時に移植した. また, 左の眉毛挙上術と眼瞼への側頭筋移行術を併施した.
d：術後 2 年 5 か月. 安静時
e：術後 2 年 5 か月. 笑った時
f：術後 2 年 5 か月. 咬んだ時

索の 7～15 倍と報告されているように[26]，神経力源の強度としては咬筋神経の方が優れている．顔面神経と咬筋神経による二重支配型広背筋移植は，一期的広背筋移植の持つ数々の利点を保ちつつ，咬筋神経による速やかで強力な神経再生を期待できる新しい方法である．

自験例では，術後 4 か月前後で咬筋神経が，7 か月前後で顔面神経が移植筋に入り，徐々に顔面神経による動きが強まる傾向にあった．咬筋神経による動きが弱まる症例や長期経過後も咬筋神経が支配的な症例もあり，最終的にどちらの神経が支配的になるかについてはばらつきがあった．従来法より動きの不十分な症例は減っており，頬部が分厚く，重そうな男性でも良好な動きが得られた(図 4)．筋移植を行ったが収縮が不良で再移植を希望する症例(図 5)や高齢者，がんサバイバー

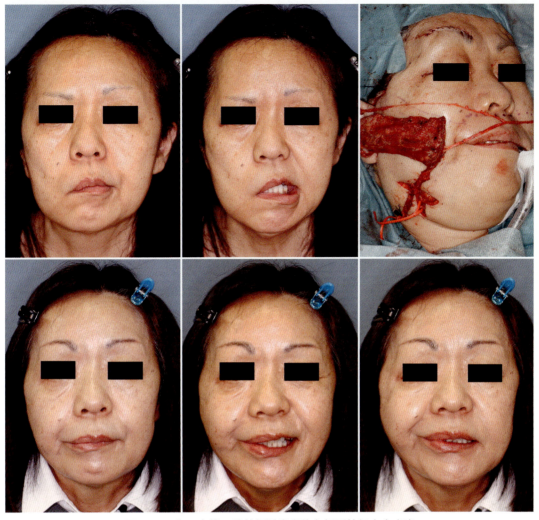

図 5. 57 歳, 女性. 聴神経腫瘍術後右顔面神経完全麻痺
a：術前. 安静時
b：術前. 笑った時
c：麻痺後 8 年で一期的遊離広背筋移植を施行したが移植筋の収縮が不良で再移植を希望されたため, 2 年後に胸背神経内側枝を利用した二重神経支配型広背筋移植を施行した. 吻合血管として初回手術で使用した右の顔面動静脈は使用できなかったため, 顎下部の切開を延長し, 右の舌動脈と外頸静脈を使用した. また, 右の眉毛挙上術と下眼瞼形成術を併施した.
d：術後 1 年 8 か月. 安静時
e：術後 1 年 8 か月. 笑った時
f：術後 1 年 8 か月. 咬んだ時

のように特に早期の神経再生が望まれる症例もよい適応と考えられた.

二重神経支配型筋肉移植において臨床的, 電気生理学的に二重支配が確立していることは確かであるが, 不明な点は多い. 移植筋の中で咬筋神経と顔面神経の神経筋単位がどのように混在し, 相互に影響を及ぼす可能性があるのか. 咬筋神経が早期に再生することで移植筋の萎縮は少なくなるとしても, 遅れて到達した顔面神経が入り得る潜在的な筋単位が減ることはないのか. 自発的に笑う際に咬筋神経による動きが加味されることはないのか. 二重神経支配型筋肉移植が自然かつ十分に強い動きを提供し得るかについては, 基礎研究に加えて自発的笑いの定量評価の開発や functional MRI などを駆使した脳の可塑性の評価が待たれる.

まとめ

　陳旧性顔面神経麻痺に対する遊離筋肉移植における神経力源の変遷と一期的遊離広背筋移植，我々が行っている二重神経支配型遊離広背筋移植について述べた．一期的遊離広背筋移植は長い神経柄を健側の顔面神経分枝と直接縫合し，1回の手術で自然に近い笑いの動きを獲得できる有用な方法である．三叉神経による筋肉移植は神経力源の変遷に逆行するものであるが，従来の一期的遊離広背筋移植の力源に患側の咬筋神経を加えた二重神経支配型広背筋移植では，顔面神経による自然な動きに加え，顔面神経単独よりも早い神経再生と強い移植筋の動きを期待できる．本当に両神経の利点が活かされて笑いの獲得に寄与するかについては今後の検証が待たれる．

参考文献

1) Harii, K., et al.：Free gracilis muscle transplantation with microneurovascular anasotomoses for the treatment of facial paralysis. Plast Reconstr Surg. 57：133-143, 1976.
2) Harii, K.：Microneurovascular free muscle transplantation for reanimation of facial paralysis. Clin Plast Surg. 6：361-375, 1979.
3) O'Brien, B. M., et al.：Cross-facial nerve grafts and microneurovascular free muscle transfer for long established facial palsy. Br J Plast Surg. 33：202-215, 1980.
4) Dellon, A. L., Mackinnon, S. E.：Segmentally innervated latissimus dorsi muscle. Microsurgical transfer for facial reanimation. J Reconstr Microsurg. 2：7-12, 1985.
5) Harrison, D. H.：The pectoralis minor vascularized muscle graft for the treatment of unilateral facial palsy. Plast Reconstr Surg. 75：202-216, 1985.
6) Terzis, J. K.：Pectoralis minor：a unique muscle for correction of facial palsy. Plast Reconstr Surg. 83：767-776, 1989.
7) Hata, Y., et al.：Treatment of chronic facial palsy by transplantation of the neurovascularized free rectus abdominis muscle. Plast Reconstr Surg. 86：1178-1187, 1990.
8) Whitney, T. M., et al.：The serratus anterior free-muscle flap：experience with 100 consecutive cases. Plast Reconstr Surg. 86：481-490, 1990.
9) Wang, W., et al.：Cross-face neurovascular latissimus dorsi for facial reanimating in one stage. Chin J Microsurg. 12：155, 1989.
10) Wei, W., et al.：Free split and segmental latissimus dorsi muscle transfer in one stage for facial reanimation. Plast Reconstr Surg. 103：474-480, 1999.
11) Harii, K., et al.：One-stage transfer of the latissimus dorsi muscle for reanimation of a paralyzed face；a new alternative. Plast Reconstr Surg. 102：941-951, 1998.
12) Koshima, I., et al.：One-stage reconstruction of established facial paralysis using a rectus abdominis muscle transfer. Plast Reconstr Surg. 99：234-238, 1997.
13) Hayashi, A., Maruyama, Y.：Neurovascularized free short head of the biceps femoris muscle transfer for one-stage reanimation of facial paralysis. Plast Reconstr Surg. 115：394-405, 2005.
14) Bae, Y. C., et al.：A comparison of commissure excursion following gracilis muscle transplantation for facial paralysis using a cross-face nerve graft versus the motor nerve to the masseter nerve. Plast Reconstr Surg. 117：2407-2413, 2006.
15) Faria, J. C., et al.：Nerve sources for facial reanimation with muscle transplant in patients with unilateral facial palsy：clinical analysis of 3 techniques. Ann Plast Surg. 59：87-91, 2007.
16) Hontanilla, B., et al.：Facial reanimation with gracilis muscle transfer neurotized to cross-facial nerve graft versus masseteric nerve：a comparative study using the FACIAL CLIMA evaluating system. Plast Reconstr Surg. 131：1241-1252, 2013.
17) Lifchez, S. D., et al.：Cortical adaptation to restoration of smiling after free muscle transfer innervated by the nerve to the masseter. Plast Reconstr Surg. 115：1472-1479, 2005.
18) Manktelow, R. T., et al.：Smile reconstruction in adults with free muscle transfer innervated by the masseter motor nerve：effectiveness and cerebral adaptation. Plast Reconstr Surg. 118：

885-899, 2006.

19) Watanabe, Y., et al. : Dual innervation method using one-stage reconstruction with free latissimus dorsi muscle transfer for re-animation of established facial paralysis : simultaneous reinnervation of the ipsilateral masseter motor nerve and the contralateral facial nerve to improve the quality of smile and emotional facial expressions. J Plast Reconstr Aesthet Surg. **62** : 1589-1597, 2009.

20) Biglioli, F., et al. : Double innervation in free-flap surgery for long-standing facial paralysis. J Plast Reconstr Aesthet Surg. **65** : 1343-1349, 2012.

21) Takushima, A., et al. : Fifteen-year survey of one-stage latissimus dorsi muscle transfer for treatment of longstanding facial paralysis. J Plast Reconstr Aesthet Surg. **66** : 29-36, 2013.

22) 成田圭吾, 多久嶋亮彦：【顔面神経麻痺の治療update】一期的遊離広背筋移植による笑いの再建. PEPARS. **92** : 63-68, 2014.

23) Takushima, A., et al. : Availability of latissimus dorsi minigraft in smile reconstruction for incomplete facial paralysis : quantitative assessment based on the optical flow method. Plast Reconstr Surg. **123** : 1198-1208, 2009.

24) 朝戸裕貴：遊離広背筋移植術を中心とした顔面神経麻痺に対する形成手術. Facial N Res Jpn. **28** : 11-13, 2009.

25) Takushima, A., et al. : One-stage reconstruction of facial paralysis associated with skin/soft tissue defects using latissimus dorsi compound flap. J Plast Reconstr Aesthet Surg. **59** : 465-473, 2006.

26) Coombs, C. J., et al. : Masseteric-facial nerve coaptation—an alternative technique for facial nerve reinnervation. J Plast Reconstr Aesthet Surg. **62** : 1580-1588, 2009.

◆特集/顔面神経麻痺治療のコツ
ネットワーク型顔面神経再建

前田　拓[*1]　古川洋志[*2]　大澤昌之[*3]　山本有平[*4]

Key Words：ネットワーク型再建(network type resonstruction)，端側神経縫合(end-to-side neurorrhaphy)，interpositional nerve graft，neural signal augmentation/axonal supercharging，neural distribution

Abstract　顔面神経と舌下神経に移植神経を用いて端側神経縫合を行うことによってもたらされる効果は，1)神経移行術におけるdonor犠牲の低下(neural distribution)，および2)不全麻痺神経に対するneural superchargingである．複数の神経力源と支配筋群の間に，ネットワークが形成され，残存する双方の機能を温存しながら損傷した神経に向かって軸索再生を促すことが期待される．

はじめに

顔面神経麻痺に対する神経再建の術式として，神経移植術や神経移行術が報告され[1)2)]，さらに1992年にViterboらにより端側神経縫合の有用性が見直されてからは[3)]，様々な術式が報告・改良されてきた．それに合わせて，ネットワーク型再建，クロスリンク，ループ型神経移植，ジャンプグラフト，神経二重支配，neural signal augmentation/axonal supercharging，neurotizationなど様々な神経再建用語が生まれ多様化しているが，「Fukushima提言」[4)]により用語の定義が整理されている．

複数の神経力源と支配筋群の間に，端側神経縫合と神経移植を用いてネットワークを作成し，残存する双方の機能を温存しながら損傷した神経へと軸索再生を促す再建の概念を我々はネットワーク型再建と呼称し，その治療に取り組んできた．

ネットワーク型神経再建のコンセプト

Fukushima提言において「ネットワーク型再建」はその名称を，ネットワーク型顔面神経再建，略称を，ネットワーク型再建と定義された[4)]．

ネットワークとは本来「網」という意味の英単語で，節点(ノード)と経路(リンク)からなり，流れ(フロー)があるものとされる(Wikipediaより引用)．節点を端側縫合，経路を神経，流れを神経信号と考え，これらを再建する広い概念でとらえる．単に移植神経の配置された形状などを指すものではない．

ネットワーク型再建を構成する最小単位として以下の2つの要素(意義)の理解が重要である．すなわち，Ⅰ：流入型の端側神経縫合1か所による表情筋の神経二重支配を誘導するようなネットワークと，Ⅱ：流出型の端側神経縫合1か所による複数の筋への軸索の分配を誘導するようなネットワークである(図1)．前者はneural signal augmentation/axonal superchargingを誘導するもの，後者はneural distributionを誘導するもので

---

*1 Taku MAEDA，〒060-8638　札幌市北区北15条西7丁目　北海道大学医学部形成外科，助教
*2 Hiroshi FURUKAWA，〒480-1195　長久手市岩作雁又1番地1　愛知医科大学医学部形成外科，特任教授
*3 Masayuki OSAWA，北海道大学医学部形成外科，助教
*4 Yuhei YAMAMOTO，同，主任教授

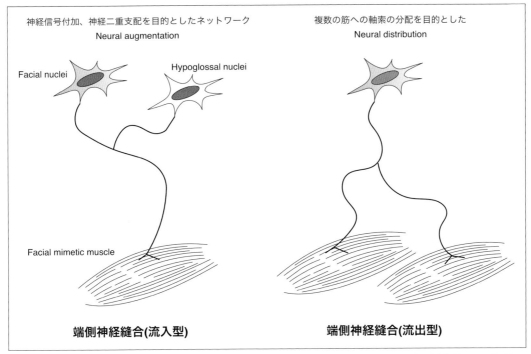

図 1. ネットワークを構成する最小単位. 端側神経縫合部の流入型および流出型（文献 11 より引用改変）

ある. 本ネットワークの構築により，例えば Bell 麻痺や Hunt 症候群の顔面神経不全麻痺症例に対して，顔面神経以外の neural source から軸索が再生され，神経信号が付加される. 過去の神経移行は顔面神経の本幹を切断した上での neural source との縫合であり不全麻痺には適応がなかった. 一方で，本方法は顔面神経の連続性を温存した状態で流入型端側神経縫合により他の neural source との交通を持たせたことで，顔面神経の不全麻痺に対する治療を可能とした点がその特徴と言える.

ネットワーク型神経再建の動物実験の裏付け

前述したⅠのようなネットワークで実際に表情筋の二重支配が起こっているかどうかを検証するために，ラットに逆行性トレーサーを表情筋に注射して評価した. その結果，表情筋が顔面神経と舌下神経に二重支配されることを証明した[5]. 次に，端側神経縫合と神経移植を用いてネットワークを作成した後に，端側神経縫合部では軸索は双方向に再生する可能性があるため，実際にはⅠの

ようなネットワークが形成されているのか，Ⅱのようなネットワークが形成されているのかを判定することはできない. そこで我々は，軸索再生方向は双方向に及ぶが，損傷された神経に優位に軸索が再生され，舌下神経から軸索が端側縫合部を経て不全麻痺に陥っている表情筋に向かうことを，ラットを用いた動物実験において示した[6]. 近年では，端側吻合部における開窓のサイズと露出する軸索の数が軸索再生に相関する[7]ことを報告し，神経縫合方法という技術的な観点から，臨床におけるネットワーク型再建がより効果的な結果につながるための条件を明らかにしてきた.

ネットワーク型神経再建の臨床応用

当科ではネットワーク型再建を，A) 耳下腺癌の顔面神経欠損に対する即時再建などで，強力な表情筋の収縮が期待できるように，支配神経以外の neural source からも軸索再生を促す神経信号付加 (neural signal augmentation/axonal supercharging) 目的や，B) Bell 麻痺や Hunt 症候群の顔面神経不全麻痺症例に対して行ってきた[8].

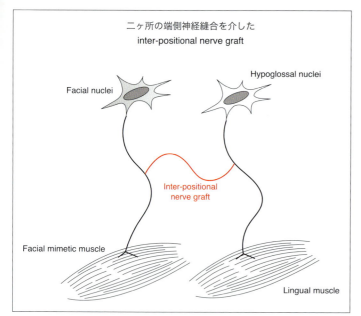

図 2. 2 か所の端側神経縫合を介した inter-positional nerve graft

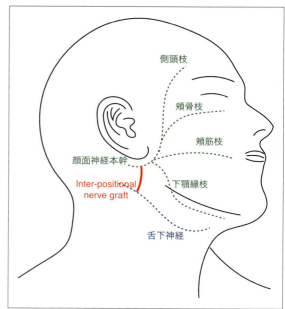

図 3. 実際の inter-positional nerve graft のシェーマ

A．即時再建（不可逆性の完全麻痺の場合）

耳下腺癌の顔面神経欠損に対する即時再建においてケーブルグラフトを正しく施行したとしても，回復してこない症例を経験することがある．そこで，当科では顔面神経の欠損が上下枝分岐部を含めて失われた場合には，可能な限りケーブルグラフトを行い，同時にネットワーク型再建を追加している．その目的は，顔面神経および舌下神経からの軸索が二重に表情筋を支配できるように誘導すること，または，たとえ顔面神経が回復しなくとも舌下神経からの軸索再生が起こることで，表情筋が萎縮してしまうことを防ぐことである．

＜手術手技について＞

手術操作では手術用顕微鏡とマイクロサージャリーの道具を用いる．縫合糸は 10-0 ナイロンを使用することが多い．神経移植として使用する神経は腓腹神経，頸神経，大耳介神経などである．これらの神経を用いて可能な限りまずはケーブルグラフトを行う．顔面神経の本幹部（上・下主枝分岐部）まで欠損が及ぶ場合は，中枢側断端はなるべく端々神経縫合を行う．顔面神経末梢枝の断端は，必要に応じて端側神経縫合も交えながら移植神経の側面や枝の断面に縫合する．顔面神経上・下主枝分岐部が欠損している場合に複数の細い移植神経断面の上下の神経束の配列を観察して，上膜周膜縫合を適宜追加し，眼瞼と口の共同運動を避けるように注意する[9]．

その上で，舌下神経からのネットワークを付加する．具体的には，新たに神経移植を追加して，舌下神経からのネットワークを末梢枝ごとに分けて作成する．こうすることで口と眼瞼の共同運動を少しでも避ける工夫を行う．

上記のようにケーブルグラフトにネットワーク再建をかぶせるように行えれば最善であるが，顔面神経欠損が広範囲にわたる場合は，移植神経（多くは腓腹神経）をループ状に配置して，顔面神経本幹とは端々神経縫合，各末梢枝断端とは端側ないし神経移植片の枝に端々縫合，そして移植神経のもう片方の断端は舌下神経と端側縫合を行う再建も行っている[10]．

B．二次再建（不全麻痺の場合）

表情筋が萎縮していない Bell 麻痺や Hunt 症候群の顔面神経不全麻痺症例では，顔面神経本幹に epineural window を作成し，舌下神経は partial neurectomy を行い，この間に大耳介神経片などを用いて「2 か所の端側神経縫合を介した inter-positional nerve graft」を行っている（図 2，3）．こ

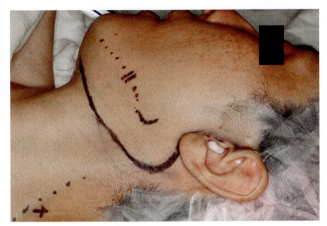

図 4. 手術直前のデザイン

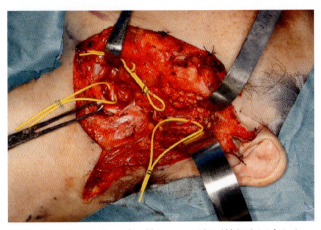

図 5. 皮膚切開後, 舌下神経および顔面神経を同定した状態
アリス鉗子で顎二腹筋を把持した状態

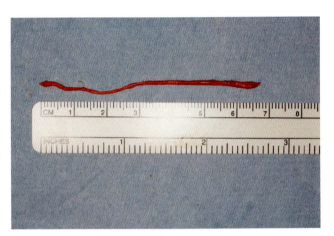

図 6. 採取した大耳介神経

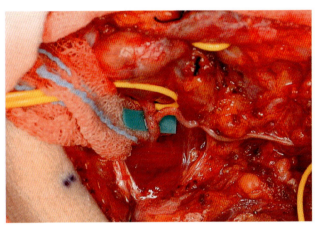

図 7. 舌下神経と大耳介神経とを端側神経縫合を行った直後

れにより不全麻痺の顔面神経に, 舌下神経核からの軸索誘導を行い, 表情筋は顔面神経と舌下神経の両方から二重支配され, 力強い表情筋の収縮が期待できる. 移植した神経内では前述したごとく, 軸索は双方向に再生する可能性があるためにそれぞれの端側縫合部はタイプⅠなのかタイプⅡなのかを判定することはできない. しかし, 損傷された神経に有意に軸索再生が起こる[6]ため, 臨床においては損傷された顔面神経への軸索誘導を介して表情筋の回復が期待できる.

＜手術手技について＞

基本的には同側の大耳介神経を移植する. まず麻痺側顔面神経本幹を露出するために, 耳珠から下顎切痕部までの緩やかなS状皮膚切開線をデザインする(図4). このデザインにより同一術野から顔面神経本幹と舌下神経の同定, さらには大耳介神経の採取が可能である. 皮膚切開後すぐに耳垂のやや側方で胸鎖乳突筋上に走行する大耳介神経を同定し, 温存する. 中枢側からアプローチする場合は, 外耳道軟骨に沿って麻痺側顔面神経本幹を露出させる. 末梢側からアプローチする場合は, 最初に顔面動静脈を乗り越える下顎縁枝を同定し, これを中枢まで辿る. ついで同側の舌下神経本幹を顎下腺の下面, 顎二腹筋腱の内側で露出する(図5). 顔面神経本幹と舌下神経の縫合部の位置を決定した後に, 血管テープを通して, 必要な移植神経の長さを測定し, 大耳介神経を切離する. 必要となる神経の長さはおおよそ 5~7 cm である(図6). 舌下神経を partial neurectomy し移植大耳介神経と端側神経縫合する(図7). 残存

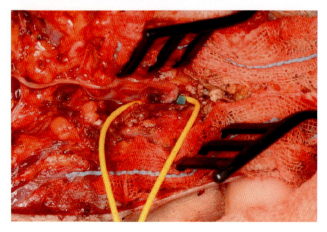

図 8.
顔面神経と大耳介神経とを端側神経縫合を行った直後

する顔面神経を損傷しないために，顔面神経の神経上膜を開窓し，移植大耳介神経と端側縫合する(図8)．創部を洗浄し，ペンローズドレーンを複数本留置し，閉創する．

＜手術時期について＞

本術式は，表情筋が萎縮してしまっていると無効であるが，複雑なベクトルの運動を司る表情筋を少しでも回復させる可能性があれば，麻痺発症後2年以内を目安として当初は治療を行ってきた．しかしその結果，不全麻痺に対する神経再建の実施時期によって結果に差が生じていることが明らかになってきた．具体的にはHouse-Brackmann Grading Scale(HB-GS)[11]の改善に至った症例は，手術時期が発症後1年以内の症例，またはウイルス性顔面神経麻痺がほとんどであった．聴神経腫瘍の治療に伴う麻痺では，1年以上の経過を見てからネットワーク型再建を行った場合は，その改善は舌に力を入れた際に頬部や下眼瞼に収縮が認められる程度であった[12]．基礎実験の結果により，顔面神経と舌下神経の流入型端側神経縫合が，表情筋の強い収縮を引き起こすためには軸索の流入を受け止める側の顔面神経の脱神経が生じる必要があることが示されている[13]．臨床においてこれに近い状態は，顔面神経麻痺発症後早期か，現在顔面神経を中枢で少しずつ侵す病態が併存し脱神経が徐々に生じているかのいずれかと考えられる．ネットワーク型神経再建法の利点は，自然な回復を阻害しないことである．よって現在は，可逆性か不可逆性か判然としない急性期の麻痺患者に対しても，積極的にこの方法を適応させている．

症　例（図9）

51歳，女性．聴神経腫瘍

左聴神経腫瘍に対して放射線治療を施行された．腫瘍は残存している．不全麻痺（閉瞼不全）を生じており，今後増悪する可能性があり，当科紹介受診した．HB-GSでⅣであった．聴神経腫瘍発症後6年でネットワーク型再建術を施行した．再建術後1年4か月の時点で，HB-GSは不変であるが閉瞼不全が改善した．

術後管理

術後3，4日目にはペンローズドレーンはすべて抜去する．術後1週間で抜糸する．神経縫合部周囲の軟部組織が落ち着くまでの3〜4週間は，安静を目的に表情筋のマッサージは控える．術後1か月頃から神経機能の回復兆候が見られるまでの間は神経縫合部（顎下から耳前）を避けて顔面のストレッチを患者の両手で口や瞼裂を四方に引き伸ばすように行い，麻痺した筋肉の拘縮が生じないようにする．神経の回復兆候（頬筋の細かい震えや，不随意な収縮）が見られたら，マッサージ・ストレッチに加え表情を鏡の前で確認しながらリハビリテーションを行う．口の随意運動は鏡を見ながら行い，小さく口を「アイウエオ」と動かしながら，口角の左右対称や，眼瞼に共同運動が出ていないかを，実際に確認しながら行う（ミラーバイオフィードバック法）．瞬目で口角や顎部，広頸筋が動いてしまう共同運動は鏡で見てもわからない

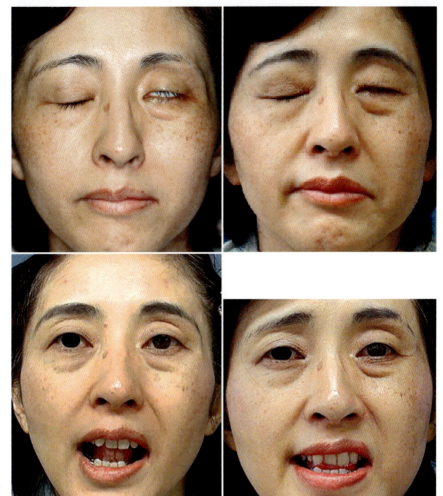

図 9. 聴神経腫瘍切除時の損傷による顔面神経麻痺症例．再建術直前と術後 1 年 6 か月
 a：術前閉瞼時
 b：術後 16 か月，閉瞼時
 c：術後 8 か月，舌に力を入れた時
 d：術後 16 か月，舌に力を入れた時．左下眼瞼の収縮，上口唇の挙上を認める．
（文献 11 より許諾を得て転載）

ので，患者の片手を共同運動の見られることの多い頬部や下眼瞼にあててもらい，瞬目時に異常な収縮が起こらないことを自分で確認してもらう．

参考文献

1) Ballance, C. A., et al.：Remarks on the operative treatment of chronic facial palsy of peripheral origin. Br J Med. **1**：1009-1015, 1903.
2) Korte, W.：Ein Fall von Nervenpfropfung des Nervus facialis auf den Nervus hypoglossus. Deseh Med Wochenscher. **29**：293-295, 1903.
3) Viterbo, F., et al.：Latero-terminal neurorrhaphy without removal of the epineural sheath. Experimental study in rats. Rev Paul Med. **110**：267-275, 1992.
4) 林　礼人，山本有平，垣淵正男，松田　健，古川洋志，橋川和信，渡辺頼勝，上田和毅：顔面神経麻痺再建法による定義ならびに呼称～Fukushima 提言～．日形会誌．**34**：784-796, 2014.
 Summary　顔面神経麻痺についての多様化する術式やコンセプトに対して統一的見解を提示し，わかりやすく解説．
5) Furukawa, H., et al.：Double innervation occurs

in the facial mimetic muscles after facial-hypoglossal end-to-side neural repair : rat model for neural supercharge concept. J Plast Reconstr Aesthet Surg. **61**：257-264, 2008.

6) Shichinohe, R., et al.：Direction of innervation after interposeitional nerve graft between facial and hypoglossal nerves in individuals with or without facial palsy : a rat model for treating incomplete facial palsy. J Plast Reconstr Aesthet Surg. **65**：763-770, 2012.

7) Ono, K., et al.：Exploration of more effective neurorrhaphy in facial nerve reconstruction : A comparison focusing on the difference of neural window size and condition of the neurorrhaphy site. J Plast Reconstr Aesthet Surg. **69**：1072-1079, 2016.

8) Yamamoto, Y., et al.：Surgical rehabilitation of reversible facial palsy : facial-hypoglossal network system based on neural signal augmentation/neural supercharge concept. J Plast Reconstr Aesthet Surg. **60**：223-231, 2007.

Summary　軸索の付加が目的の端側神経縫合による顔面神経不全麻痺再建.

9) 古川洋志ほか：【神経修復法—基本知識と実践手技—】Ⅲ．神経修復の実際 1．顔面神経欠損(耳下腺癌切除時の顔面神経即時再建)．PEPARS. **78**：75-83, 2013.

10) Matsuda, K., et al.：End-to-side "loop" graft for total facial nerve reconstruction : Over 10 years experience. J Plast Reconstr Aesthet Surg. **68**：1054-1063, 2015.

Summary　ループ型神経移植を用いた顔面神経再建において，移植神経を延長し，舌下神経へ端側神経縫合を行う術式の長期経過の報告．

11) House, J. W., et al.：Facial nerve grading system. Otolaryngol Head Neck Surg. **93**：146-147, 1985.

12) 古川洋志ほか：当教室の顔面神経麻痺に対する外科治療のアルゴリズム．日頭頸顎会誌．**34**：16-20, 2018.

13) Stipp-Brambilla, E. J., et al.：Double muscle innervation using end-to-side neurorrhaphy in rats. Sao Paulo Med J. **130**：373-379, 2012.

好評書籍のご案内

カラーアトラス

乳房外Paget病
―その素顔―

著者：熊野公子、村田洋三
　　　（兵庫県立がんセンター）

目　次

第Ⅰ章　乳房外Paget病とserendipityの世界
第Ⅱ章　乳房外Paget病の興味深い基礎知識
第Ⅲ章　乳房外Paget病の素顔に出会う術
第Ⅳ章　男性の外陰部乳房外Paget病の臨床パターン
第Ⅴ章　女性の外陰部乳房外Paget病の臨床パターン
第Ⅵ章　発生学から乳房外Paget病を俯瞰する：多様な皮疹形態の統一的理解
第Ⅶ章　外陰部以外の乳房外Paget病の特徴
第Ⅷ章　稀に出会う興味深い症例
第Ⅸ章　乳房外Paget病の鑑別診断
第Ⅹ章　乳房外Paget病の手術治療の進め方
第ⅩⅠ章　進行期の乳房外Paget病の話題

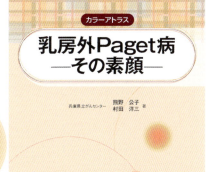

B5判　オールカラー　252ページ
定価(本体価格9,000円＋税)
ISBN：978-4-86519-212-4 C3047

　乳房外Paget病とは何か？　謎に満ちたこの腫瘍の臨床的課題に長年にわたって全力をあげて取り組み、数々の画期的業績を上げてこられた著者らが待望の書籍を刊行した。臨床に即した実践的内容の書物であるが、最近はやりの安直・マニュアル本とはまったく異なる。本書は乳房外Paget病を扱いながらも、その思想は広く医療の全般に通底する。皮膚腫瘍学のみでなく、臨床医学の思考能力を深め、実践的力量を高めるうえで必読の名著である。

（斎田俊明先生ご推薦文より抜粋）

　本書は熊野公子、村田洋三の名コンビによるおそらく世界初の、Paget病に関する総説単行本である。
　最近はEBM（Evidenced Based Medicine）という言葉がはやりだが、私（大原）は文献報告を渉猟・集積しただけでは真のEBMではないと考えている。本書のように、長年にわたる多数例を自らが経験すればこそ、そのなかから普遍的な真理が演繹的に導き出されるのである。
　両先生のライフワークである本書の完成を心から喜ぶものである。

（大原國章先生ご推薦文より抜粋）

全日本病院出版会

〒113-0033　東京都文京区本郷 3-16-4
Tel:03-5689-5989　　Fax:03-5689-8030
http://www.zenniti.com

◆特集／顔面神経麻痺治療のコツ

舌下神経と顔面交差神経移植を組み合わせた顔面神経再建

大河内真之[*1]　小室裕造[*2]　上田和毅[*3]

Key Words：顔面神経麻痺(facial paralysis)，動的再建(reanimation)，神経移植術(nerve transfer)，マイクロサージャリー(microsurgery)，リハビリテーション(rehabilitation)

Abstract　顔面神経麻痺においては，麻痺発症後から日々表情筋の萎縮が進行する．本術式は，対側の顔面神経頬骨枝を用いて閉瞼機能の獲得をねらう交叉神経移植術と，同側の舌下神経を用いて口角の挙上(笑い)の動きを再建する jump interpositional nerve graft 型舌下神経顔面神経縫合術の2つを組み合わせたものである．術中は，あらかじめ健側の顔面神経頬骨枝のうち特に眼瞼の動きが強いものを選択し交叉神経移植術の力源とする．舌下神経は顎下腺レベルで同定して舌下神経顔面神経縫合術の力源とする．移植のための神経は同側の下腿より腓腹神経を採取し使用する．神経縫合は手術用顕微鏡を用いて行う．個人差があるため，おおむね交叉神経移植術で術後1年程度，舌下神経顔面神経縫合術では10か月程度で動きがみられることが多い．

はじめに

顔面神経麻痺による表情筋の動きの非対称は患者にとって非常に大きな苦痛であり，時として患者の社会生活へ悪影響を及ぼしてしまう．また，閉瞼機能不全による角膜潰瘍は患者の生活の質を著しく悪化させる．顔面神経麻痺に対する再建術は静的，動的再建とも多岐にわたる術式が行われており，いずれも非常に重要で難易度も高い．動的再建においては，神経移植術，筋膜移行術，筋肉移植術などが行われている．本稿では閉瞼機能と口角挙上を一期的に再建する交叉神経移植術(以下，CFNG)＋舌下神経への jump interpositional nerve graft 術(以下，JG)について，その術式の詳細につき述べる．

[*1] Masayuki OKOCHI, 〒173-8606　東京都板橋区加賀 2-11-1　帝京大学医学部形成外科, 病院教授
[*2] Yuzo KOMURO, 同, 主任教授
[*3] Kazuki UEDA, 〒963-8002　郡山市駅前1丁目1-17　寿泉堂綜合病院形成外科, 主任部長

手術方法

手術のシェーマは図1に示す．
手術は全身麻酔，経口挿管下で行う．神経採取班と顔面操作班に分かれ作業を同時に行えると，手術時間の短縮につながる．

移植神経の採取

患側の腓腹神経を採取し移植神経とする．手術開始前に腰部に低い枕を入れて，股関節が軽く内旋位をとるようにすると採取が容易である．採取に慣れておらず，出血による術野の不良を避けたい場合にはタニケットを使用してもよい．足関節外果部より 5 mm 下方に皮切を置き皮下を剥離すると容易に腓腹神経が同定できる．そのまま，神経の走行方向に剥離を進めていく．神経の走行を確認しながら 8～10 cm ごとに切開を入れていく(図2)．通常，CFNG のための神経の必要長は 15 cm 前後，JG の必要長は 7 cm 前後であるため合計 22 cm 程度の採取が必要である．あらかじめ長さの確認を顔面操作班に確認してから神経を切断

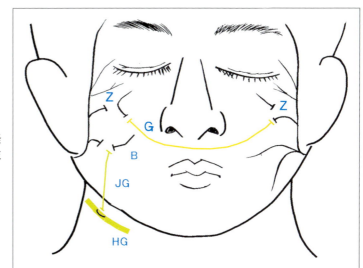

図 1.
手術シェーマ
健側-患側の顔面神経頬骨枝間に交叉神経移植術を，患側舌下神経-顔面神経頬筋枝に神経移植をそれぞれ行った．
B：顔面神経頬筋枝
G：移植神経
Z：顔面神経頬骨枝
HG：舌下神経
JG：舌下神経-顔面神経間の移植神経

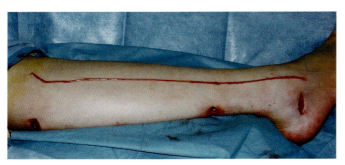

図 2．採取した神経神経
本例では皮膚切開を 3 か所に置いた．

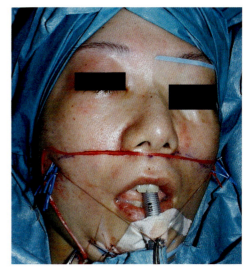

図 3．各神経を模式的に配置した．

する．なお，腓腹神経は外果部で総腓骨神経に合流しており，この神経の損傷を避けるため神経切断は直視下で行う．採取後は，出血の有無を確認した後，創の縫合を行う．弾性包帯などで 1 週間ほど圧迫する．歩行は術翌日から可能である．なお，小範囲であるが足背部に知覚脱失が出現するため，術前に必ず説明および同意を得ておく．

神経移植部

健側頬部中央やや上寄りに 2 cm 程度の皮切を置き，力源となる顔面神経頬骨枝を同定する．2 本以上を探し，ともに健側眼瞼を動かすことを確認し，1 本を交叉神経移植術での力源とする．この部位と対称となる患側に皮切を置き，同様に顔面神経を同定しておく．これら 2 点間に神経を通すための皮下トンネルを作成する．トンネルは鼻下部を通過させる(図 3)．一方，患側頬部で下方寄りに同様の皮切を置き，顔面神経頬枝を同定する．患側舌下神経の同定のため，下顎縁 1 cm 尾側に 5 cm 程度の切開を置く．顎下腺を同定し，その下縁から顎下腺を持ち上げるように剥離していくと舌下神経を同定できる．切開の位置に関しては，図 4 を参照されたい．なお，舌下神経は神経縫合がやりやすいように周囲を剥離し，表層側

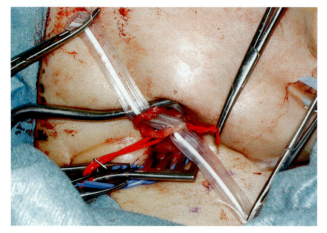

図 4. 舌下神経は図のように十分剥離し，手前に引き出しておくと神経縫合しやすい．

に引き出せるように可動性をよくしておくとよい（図4）．

神経縫合

採取した神経は，CFNGとJG用に二分割する．神経をそれぞれ皮下トンネルに通して神経吻合を行う．神経を通す時は，移植神経の足側を力源側に，頭側が患側になるように置く．各神経の縫合は手術用顕微鏡下で10-0ナイロン糸を用いて行う．縫合の際には，神経縫合部の下に血管吻合などで用いるシートを敷き，神経断端を対面・密着させてフィブリングルーで縫合部を固めてから縫合すると容易になる．CFNGにおいては，健側顔面神経頰骨枝の中枢側と移植神経を，患側顔面神経頰骨枝の末梢側と移植神経をそれぞれ端々縫合する．JGにおいては健側顔面神経頰骨枝の中枢側と末梢神経は端々吻合で，移植神経と舌下神経は端側縫合で行う．舌下神経には，神経周膜を開窓（epineural window）するのみで神経線維へは侵襲を加えないようにする．フィブリングルーは血液製剤のため使用同意書の作成が必要な施設では予め受領しておく．

術後

術後は特に安静度などの注意はない．手術が有効なJGでは頰部の動きが術後8か月でみられる（図5-a〜d）．一方，CFNGでは術後10〜12か月程度で動きがみられる（図6-a〜d）．

考察

顔面は非常に目立つ部位であり，その麻痺に伴う表情の動的，静的な左右差は患者にとって非常に大きな苦痛を伴うものである．麻痺部位や程度により多彩な症状を持っているため，その治療は症状に応じ適切なものを選択して行うことが重要である．例えば動的再建では筋肉移植術や筋膜移行術などとともに神経移植術が行われてきた．動的再建においては，静的にも左右差がなく，力強い動きが重要である．我々はさらに，閉瞼も口角挙上も同時に動くいわゆるmass movementについても避けるべきであると考えている．我々の行っているCFNG＋JG術も神経移植術の1つであり上記について留意した術式である．

CFNGは1970年代に報告され[1]，1980年代にかけて報告が散見されたもののその後は見られなくなっている．これはCFNGが，対側の顔面神経を力源としていたため，再生神経軸索は長い距離を到達しなければならず成績が安定しないためと推測される．

一方，JGはKesslerらにより舌下神経を切断し直接顔面神経本幹に縫合するclassic typeが報告された[2]．その後，舌下神経を温存するために神経を縦裂きにて分割し1本を切断の上顔面神経本幹に縫合するpartial dissection type[3]が開発された．さらに，舌下神経と直接顔面神経に縫合するのではなく，舌下神経側面に移植神経を端側吻合し，移植神経の他方を顔面神経と縫合する術式がMayら[4]により報告された．我々が行っているJGはMayらの方式を基本としている[5]．

我々のCFNGやJGも含めて健側の表情筋の動きを再建する術式では，麻痺発症後に日々進行する表情筋の萎縮が結果に重要な影響を与える．自験例においても，CFNG，JGともに術前麻痺期間が長い例には成績不良例となる傾向にあった[6][7]．特に術前麻痺期間が6か月を超える症例では成績が著しく不良となった．一方，過去の顔面神経麻痺症例への神経移植術に関する報告において，同

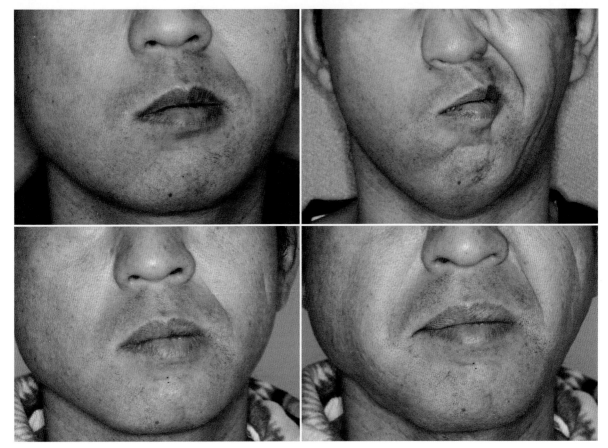

図 5. 舌下神経-顔面神経縫合術有効例(右顔面神経麻痺例:術後 1 年)
　　a:術前安静時. 非対称がみられる.
　　b:術前発音時. 動きはみられない.
　　c:術後安静時. 非対称がみられない.
　　d:術後発音時. 良好な口角の挙上がみられる.

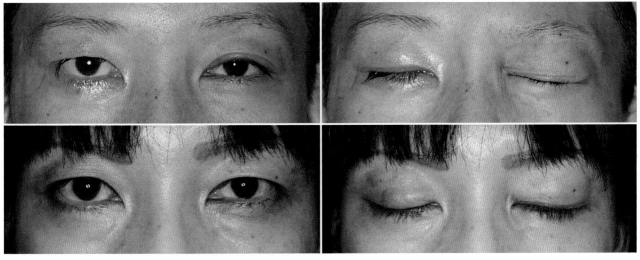

図 6. 交叉神経移植術有効例(右顔面神経麻痺:術後 2 年)
　　a:術前安静時. 下眼瞼の下垂がみられる.
　　b:術前閉瞼時. 閉瞼不全がみられる.
　　c:術後安静時. 良好な形態が保たれている.
　　d:術後閉瞼時. 十分に閉瞼が得られている.

様の術式でありながら強い動きが再建できたり，術前麻痺期間が長くても良好な結果を得ている報告を散見する．Baker らはより強力に神経が再生することを期待し，健側の頬筋枝が本幹より分枝したレベルと患側の顔面神経本幹の間に神経を移植する方法を報告している[8]．JG においても，前述した classic type や partial dissection の報告では麻痺発生後1年経過しても良好な結果を得た症例がある．しかし，これらの方法では mass movement の発生や，また力源の神経に障害を残すことがある．これは力源への侵襲が高いほど術前麻痺期間が長くても良い手術成績が得られる傾向があるためである．我々の術式では，CFNG は，力源として顔面神経頬骨枝の分枝を用いており，JG においては舌下神経端側縫合の際に，神経周膜を開窓するのみで神経線維には侵襲を加えないなど，力源へは低侵襲な手術を行っている．これにより，健側の顔面神経への障害，mass movement の防止および舌の萎縮が防止できたが，一方では術前麻痺期間が長くなると手術成績が不良となる結果となった．このことは，筋肉移植のための CFNG の手術結果は力源の神経線維数と相関があるとする Terzis らの報告と同様であった[9]．よって我々は，現在では CFNG，JG ともに麻痺発症後半年以内，可能であれば4か月以内の症例を適応としている．一方，麻痺長期経過例では筋肉移植や筋膜移行術などの適応としている．

早期に神経移植術を行うためには自然回復を妨げないことが重要である．我々は CFNG や JG では患側の顔面神経も頬骨枝や頬枝の分枝を用いており，術後に自然回復を見せた場合でも他の分枝を経由するため，自然回復を妨げない．これらの点からも，漫然とした経過観察をせず早期に手術を行えるように関連診療科と緊密な連携をとることが重要である．

まとめ

当院において麻痺発症早期症例に対する動的再建として行っている顔面交叉神経移植術および舌下神経顔面神経縫合術について述べた．

術前麻痺期間に応じた術式の選択が必要である．

参考文献

1) Scaramella, L. F. : Cross-face facial nerve anastomosis : historical notes. Ear Nose Throat J. **75** : 343, 347-352, 1996.
2) Kessler, L. A., et al. : Hypoglossal-facial anastomosis for treatment of facial paralysis. Neurology. **9** : 118-125, 1959.
3) Arai, H., et al. : Hemihypoglossal-facial nerve anastomosis in treating unilateral facial palsy after acoustic neurinoma resection. J Neurosurg. **82** : 51-54, 1995.
4) May, M., et al. : Hypoglossal-facial nerve interpositional-jump graft for facial reanimation without tongue atrophy. Otolaryngol Head Neck Surg. **104** : 818-825, 1991.
5) Ueda, K., et al. : Combination of hypoglossal-facial nerve jump graft by end-to-side neurorrhaphy and cross-face nerve graft for the treatment of facial paralysis. J Reconstr Microsurg. **23** : 181-187, 2007.
6) Okochi, M., et al. : Facial reanimation using hypoglossal-facial neurorrhaphy with end-to-side coaptation between the jump interpositional nerve graft and hypoglossal nerve : Outcome and duration of preoperative paralysis. Microsurgery. **36** : 460-466, 2016.
7) Okochi, M., et al. : Eyelid reanimation using crossface nerve graft : Relationship between surgical outcome and preoperative paralysis duration. Microsurgery. **38** : 375-380, 2018.
8) Baker, D. C., Conley, J. : Facial nerve grafting : a thirty year retrospective review. Clin Plast Surg. **6** : 343-360, 1979.
9) Terzis, J. K., et al. : Effect of axonal load on the functional aesthetic outcomes of the cross-facial nerve graft procedure for facial reanimation. Plast Reconstr Surg. **124** : 1499-1512, 2009.

PEPARS（ペパーズ）

2019年定期購読受付中！
年間購読 41,256円(消費税8%込)（送料小社負担）
（通常号11冊、増大号1冊：合計12冊）

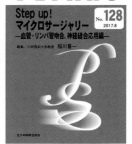

Step up！マイクロサージャリー
―血管・リンパ管吻合，神経縫合応用編―

No. 128　2017年8月号　編集／川崎医科大学形成外科教授　稲川喜一

超一流のマイクロサージャンを目指すために！

目次
血管吻合法の工夫―成功の秘訣―／手術器械・材料へのこだわり／切断指再接着における血管吻合のコツ―両端針付きナイロン縫合糸を用いた Untied Stay Suture 法―／頭頸部再建における血管吻合のコツ／乳房再建における血管吻合のコツ／四肢再建における血管吻合のコツ／リンパ管静脈吻合術(LVA)の超一流を目指す―10,000時間の法則―／血管柄付きリンパ節移植：スーパーマイクロサージャリーを用いた輸出リンパ管吻合付加選択的リンパ節移植／各種の神経縫合とその応用／神経再生誘導チューブを用いた神経再建術

定価　3,000円＋税

How to 局所麻酔＆伝達麻酔

No. 127　2017年7月号　編集／東京医科歯科大学形成外科教授　岡崎　睦

麻酔をいかに行うか。How to が満載の明日から役立つ1冊！

目次
局所麻酔薬の種類と特徴／上下眼瞼手術の局所麻酔のコツ／顔面美容外科における局所麻酔のコツ―限りなく無痛に近い外来顔面美容外科における局所麻酔―／体幹・四肢脂肪吸引における局所麻酔のコツ／手外科における伝達麻酔のコツ／伝達麻酔下に下肢切断術を行う伝達麻酔／局所麻酔下スーパーマイクロサージャリー，遊離皮弁移植術の局所麻酔のコツ／レーザー治療の表面麻酔・局所麻酔のコツ／小児の局所麻酔と処置

定価　3,000円＋税

再建外科で初心者がマスターすべき10皮弁

No. 118　2016年10月号　編集／筑波大学形成外科教授　関堂　充

目次
大胸筋皮弁／前腕皮弁／広背筋皮弁／肩甲骨，肩甲皮弁／前外側大腿皮弁の挙上―解剖と挙上時の注意―／鼠径皮弁の基礎と応用／腓骨皮弁―皮弁挙上の注意と皮弁バリエーション―／腹直筋皮弁／大臀筋皮弁・大臀筋穿通枝皮弁／内側足底皮弁の基本とその応用

定価　3,000円＋税

（株）全日本病院出版会
〒113-0033　東京都文京区本郷 3-16-4
TEL：03-5689-5989　FAX：03-5689-8030
Homepage：http://www.zenniti.com

全日本病院出版会 公式 twitter 始めました！最新情報をチェック⇨@zenniti_info

◆特集／顔面神経麻痺治療のコツ

顔面神経麻痺再建術における「笑いの質的評価法」

林　明照*

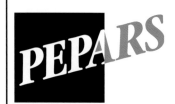

Key Words：顔面神経麻痺(facial nerve paralysis)，笑いの評価(evaluation of smile reconstruction)，随意的笑い(voluntary smile)，不随意的笑い(spontaneous smile)，脳の可塑性(brain plasticity)，ドナー神経(donor nerve)

Abstract　　笑いは顔面神経支配の表情筋運動であり，意識的に作る随意的笑いと情動に伴う不随意的笑いがある．笑いの再建ではドナー神経を(健側)顔面神経に求めるか顔面神経以外に求めるかで再現される笑いの質が異なり，後者では脳の可塑性が関与して術後経時的に笑いの質の変化が起こる．再建の良否の評価は目標となる自然な笑いがいかに再現されるかの判定が鍵となるが，再建法の多様化に伴い柳原法やHause-Brackmann法，形成外科領域ではTerzisやHariiのグレーディングシステムなどの既存評価法では笑いの質的評価に対応できず課題が残されていた．我々は，再建後の評価項目に随意的笑い，不随意的笑い，下口唇形態を含むスコアリング評価法を提唱し，様々な再建術後で笑いの質的評価が可能であることを確認した．本法は，再建法が多様化するなかでドナー神経が異なる再建法や神経多重支配症例の経時的な質的変化の評価にも対応可能である．

はじめに

笑いには個体の解剖学的差異に由来するバリエーションがあり[1]，また，意志や情動との関連では大きく分けて随意的笑いと不随意的笑いという2つの様態がある[2]．近年，顔面神経麻痺再建法の改良や多様化に伴い再建結果も質的に向上していることから，その評価方法も笑いの表情が一人ひとり異なることを踏まえ，目標に対する笑いの質の改善度合いに対応できるよう進化していくことが望まれる．しかし，既存の評価法では左右バランスの良否や移動距離・方向などの定量評価はできても，笑いの本質に踏み込んだ質的評価は存在しないことから，特に形成外科領域の再建手術後の質的評価には検討の余地が残されていた．このような背景から，我々は笑いの質に焦点を当てたスコアリングによる新たな笑いの評価法を提唱し，報告してきた[3]．一方，笑いの再建ではドナー神経を(健側)顔面神経に求めるか顔面神経以外に求めるかで再現される笑いの質が異なり，後者では脳の可塑性が関与して術後経時的に笑いの質の変化が起こる[4]〜[6]．これらドナー神経による笑いの違いやその後の質的変化を理解し評価するには，質の違う笑いを的確に表記することが必要である[7]．本稿では，再現される笑いの違いを解説し，スコアリング評価法の実際と今後の展開について記述する．

笑いの再建術と再現される笑いの種類

笑いは顔面神経支配の表情筋運動であり，コミュニケーションツールとして意識的に作る随意的笑い(voluntary smile)と，楽しいなどの情動に伴う不随意的笑い(spontaneous smile)がある．陳旧性顔面神経麻痺に対する笑いの再建術は，再建に用いる運動神経（ドナー神経）と筋弁移植法との組み合わせで多岐にわたるが，笑いの質を考慮するとドナー神経は健側顔面神経とそれ以外(三叉

---

* Akiteru HAYASHI, 〒285-0841　佐倉市下志津564-1　東邦大学医療センター佐倉病院形成外科，教授

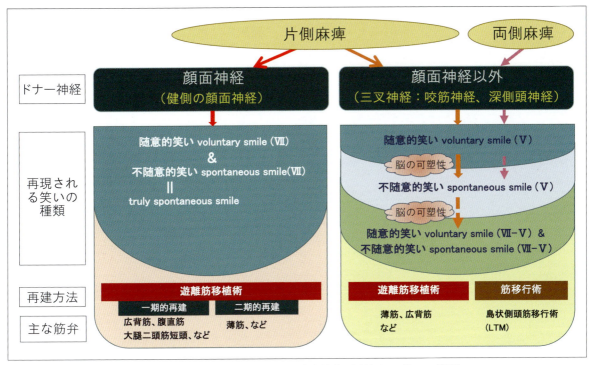

図 1. 陳旧性顔面神経麻痺の再建方法と再現される笑いの種類
　三叉神経を用いた再建では，初期には咬む動作で笑いを作り（随意的笑い（V）），脳の可塑性により次第に開口位で笑うことが可能になり（不随意的笑い（V）），さらに顔面神経と三叉神経の運動中枢に新たな連結が完成すると咬む意識をせずに笑う（随意的笑い・不随意的笑い（Ⅶ-V））ことが可能となる．

表 1. ドナー神経と再建される笑いの種類

ドナー神経	再建される笑いの種類	笑いの説明
顔面神経	随意的笑い（Ⅶ）；voluntary smile（Ⅶ） 不随意的笑い（Ⅶ）；spontaneous smile（Ⅶ）	作り笑い，健側に同調 情動に伴う笑い，truly spontaneous smile と同義
三叉神経	随意的笑い（V）；voluntary smile（V） 不随意的笑い（V）；spontaneous smile（V） 随意的笑い（Ⅶ-V）；voluntary smile（Ⅶ-V） 不随意的笑い（Ⅶ-V）；spontaneous smile（Ⅶ-V）	咬む動作によって作る笑い 咬み合わせずに，開口の状態で笑う 咬む意識をせずに作る笑い 咬む意識をせずに，情動に伴う笑い

神経第 3 枝（咬筋神経，深側頭神経），舌下神経，副神経など）に大きく分けられる．健側顔面神経をドナー神経とする場合，健側の表情に同期した随意的笑いや不随意的笑い（＝truly spontaneous smile[8]）が可能となる．一方，顔面神経以外のドナー神経で代表的な三叉神経を用いた再建では，まず随意的に咬むことで笑顔を作るが，経時的あるいはリハビリテーションの介入により不随意的笑い（この場合，開口の状態で口角を動かす）が可能になり，さらに，長期的には咬む意識なしで作り笑いや情動に伴う不随意的笑いも可能になる[4)~6)]．しかし，既刊の論文では三叉神経を用いる術式でも再建される笑いを voluntary smile や spontaneous smile と表記しているため（顔面神経をドナー神経とする場合との違いは説明あり）[4)~6)]，笑いの質の違いを理解するうえで混乱を招く恐れがあった．そこで我々はドナー神経による笑いの違いやその質的変化を理解し表現できるよう，再建される笑いを運動中枢（大脳皮質一次運動野）で区別すべく脳神経番号（顔面神経：Ⅶ，三叉神経：V）を付けて表記した[7)]（図 1，表 1）．

笑いの質を考慮したスコアリング評価法

　笑いの再建の到達目標として，(1) 安静時の対

表 2. 評価項目とスコア付け

評価項目：領域　評価対象	採点*	重み付け		スコア
① 全体（口角，上・下口唇）安静時対称性（SF）	1〜4 点	×2	→	2〜8
② 口角　随意的笑い時の対称性（SV）	1〜4 点	×2	→	2〜8
③ 口角　不随意的笑い時の対称性（SS）	1〜4 点	×2	→	2〜8
④ 下口唇　不随意的笑い時の対称性（SLS）	1〜4 点	×1	→	1〜4
⑤ 下口唇　開口時の対称性（SLO）	1〜4 点	×1	→	1〜4
		合計スコア		8〜32

*4 段階採点：4 点；excellent, 3 点；good, 2 点；fair, 1 点；poor/no improvement
SF：symmetry of the lower face at rest
SV：symmetry of the oral commissure on voluntary smile
SS：symmetry of the oral commissure on spontaneous smile
SLS：symmetry of the lower lip on spontaneous smile
SLO：symmetry of the lower lip on opening mouth

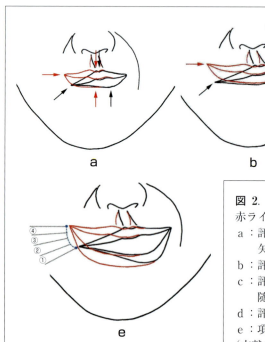

図 2. 笑いの質的評価における評価項目の着目点（右側麻痺）
赤ラインは健側のミラーイメージであり，再建術後の目標形態を示す．
a：評価項目 ①（安静時対称性）：口角・上口唇中点・下口唇中点（黒矢印），赤矢印は再建目標の各着目点（以下同じ）
b：評価項目 ②（随意的笑い時の口角対称性）：口角
c：評価項目 ③（不随意的笑い時の口角対称性）：口角，および評価項目 ④（不随意的笑い時の下口唇対称性）：下口唇中点
d：評価項目 ⑤（開口時の下口唇対称性）：下口唇中点
e：項目 ③ を例に採点基準を示す
（文献 3 より引用改変）

称性，(2)対称的な随意的笑い，(3)バランスのとれた不随意的笑いおよび感情表現，(4)会話時の自然な口角の動き，さらに，(5)笑いや会話時の下口唇バランスが挙げられる[2]．再建後の笑いを質的に評価するスコアリング評価法では，これら再建目標と笑いのバリエーションを加味して以下の 5 項目を採点する[3]（表 2，図 2）．① 口角，上・下口唇の領域全体における安静時対称性；symmetry of the lower face at rest（SF），② 随意的笑い時の口角対称性；symmetry of the oral commissure on voluntary smile（SV），③ 不随意的笑い時の口角対称性；symmetry of the oral commissure on spontaneous smile（SS），④ 不随意的笑い時の下口唇対称性；symmetry of the lower lip on spontaneous smile（SLS），⑤ 開口時の下口唇対称性；symmetry of the lower lip on opening mouth（SLO）．判定材料は対面診察，写真および動画を適宜用いるが，顔面神経麻痺患者は笑う習慣をなくしていることも多いので，笑いを誘発するにはある程度の工夫が必要である．検者は患者の日常生活や趣味などの身近な話題から会話を進めてリラックスした雰囲気を作り，「笑顔を作る」，「イー

と発声して口元を挙げる」,「イーと言いながら奥歯を噛む」などと具体的に指示し,患者の可能な方法で随意的笑いを誘導する.また,そうしたコミュニケーションを通じて楽しい話題から情動による不随意的な笑いを誘発する.

スコア付けは,術前(項目により安静時)の口角や上・下口唇正中点の位置と各々の術後目標位置の間を4分割し,実際の表情時にどの区画に位置するかで点数を決定する(図2-e).各項目の点数に重み付けし,合計スコアにより笑いの質を5段階(grade 5~1)で総合評価する(表2,表3).

評価の実際

患者毎に専用のスコア評価チャートを用意し,各項目の画像を貼り付けスコアを記入して時系列で評価記録を作成する.画像が全項目揃わない場合も可能な項目のみ記録し参考資料とする.

症例1:55歳,女性

聴神経腫瘍術後の右顔面神経麻痺に対し,健側顔面神経をドナー神経とする遊離大腿二頭筋短頭移植術を施行した.術後10年6か月時の笑いの質評価スコアは,安静時対称性は良好でSFスコア8(採点4点,以下同じ),随意的笑い(Ⅶ)では口角移動距離3 mmと小さいがバランスはほぼ良好でSVスコア6(3点),情動に伴う不随意的笑い(Ⅶ)では移動距離が6 mmありバランスも良好でSSスコア8(4点),下口唇は不随意的笑いでやや健側変位でSLSスコア3(3点),開口時バランスは良好でSLOスコア4(4点)とした.合計スコアは29となり,総合評価はgrade 5(excellent)であった(図3).

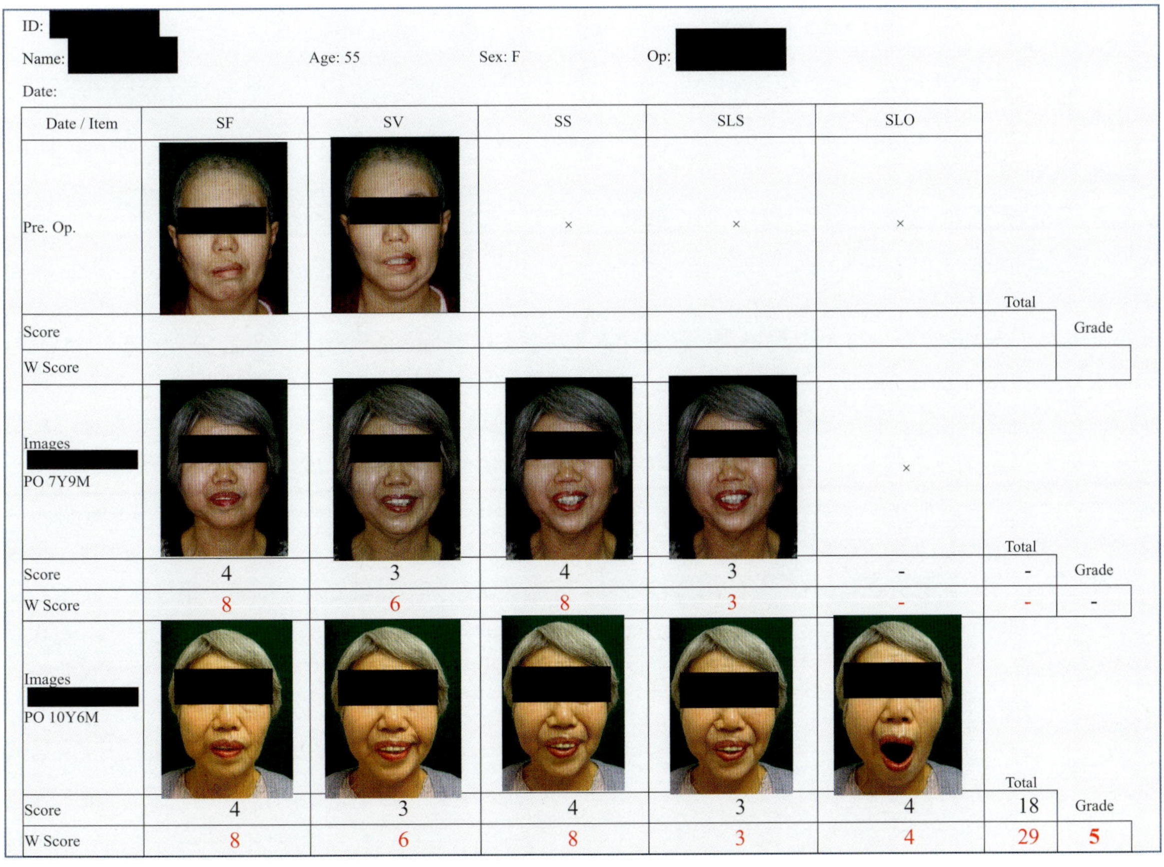

表3. 総合評価

合計スコア	評価	適用
28~32	Grade 5	Excellent
23~27	Grade 4	Good
18~22	Grade 3	Moderate
13~17	Grade 2	Fair
08~12	Grade 1	Poor

Date / Item	SF	SV	SS	SLS	SLO	Total	Grade
Pre. Op. Images			×	×	×		
Score							
W Score							
Images PO 7Y9M					×		
Score	4	3	4	3	-	-	-
W Score	8	6	8	3	-	-	
Images PO 10Y6M							
Score	4	3	4	3	4	18	
W Score	8	6	8	3	4	29	5

図3. 症例1のスコア評価チャート(文献3より一部引用)
上段:術前,中段:術後7年9か月,下段:術後10年6か月
Score:採点,W Score:重み付け後のスコア

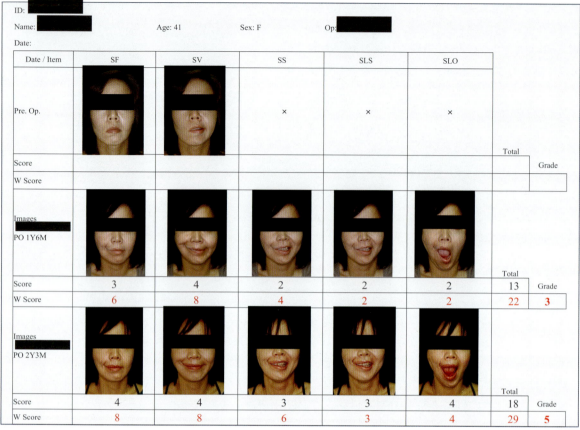

図 4．症例 2 のスコア評価チャート（文献 9 より一部引用）
上段：術前，中段：術後 1 年 6 か月，下段：術後 2 年 3 か月

症例 2：41 歳，女性

聴神経腫瘍術後の右顔面神経麻痺．早期の職場復帰を希望したため，短期間で再建効果が期待できる島状側頭筋移行術[9]（Lengthening temporalis myoplasty[6]）による笑いの再建を行った．術後 4 週で咬む運動に伴う随意的笑い（V）が可能となり，1 年 6 か月時には口角移動距離は最大 15 mm と十分であった（図 4 中段 SV，スコア 8）が，不随意的笑いでは口角の動きは軽微であった（図 4 中段 SS，スコア 4）．しかし，術後 2 年 3 か月になると情動に伴う不随意的笑い（Ⅶ-V）も確認できるようになり（図 4 下段 SS，スコア 6），この間に施行した下口唇 T 字筋膜移植により下口唇スコアも改善した（図 4 下段 SLS，SLO）．

笑いの質の評価と今後の展望

1．既存の評価法

顔面神経麻痺の代表的な評価法には柳原法（40 点法）[10]や House-Brackmann 法[11]があり，形成外科でも広く採用されている．しかし，柳原法は耳鼻科領域で Bell 麻痺や Hunt 症候群の顔面神経麻痺を評価する目的で開発されたものであり，また，House-Brackmann 法も脳外科で聴神経腫瘍術後の麻痺に対し考案された評価法であるため，再建術式に応じて対象部位の整容・機能面で結果の良否を問う形成外科領域においては必ずしも適切な評価法とは言えない．笑いに関しては，再建後の動きを概括的にグレード評価する Terzis 法[12]では主に左右対称性を，Harii 法[13]では安静時や笑い時の対称性に筋電図所見を加えて 5 段階評価を行っている．これらは簡便で使用しやすいが，各

グレードの境界は客観性に欠ける弱点がある．また，コンピュータや計測による定量的評価法も各種報告されている[14)~16)]が，特殊な機材やコストが普及の課題となる．近年，笑いの再建術式は高度化・多様化し，ドナー神経の違いで笑いの性質や経過も異なる．術後の評価は再建効果を鋭敏に反映し，笑いの多様性にも対応できることが望まれる．

2．スコアリング評価法[3)]の特徴

再建の目標である質の高い自然な笑いとは単なる口角部の移動距離よりも，随意的・不随意的笑いの両者において口角の動きや下口唇を含めた下顔面の対称性が重要となる．スコアリング評価法はこれらを包含できるよう表2に示す5項目を採点，重み付けし合計スコアで5段階評価するものである．ドナー神経が顔面神経か顔面神経以外（三叉神経）かで再現される笑いは本質的に異なるため（図1），項目②（SV）では随意的笑い（Ⅶ）と（Ⅴ）と（Ⅶ-Ⅴ），項目③（SS）では不随意的笑い（Ⅶ）と（Ⅴ）と（Ⅶ-Ⅴ）の何れをも評価対象とすることで多様な再建法の全てに対応可能である．また，患者毎のスコア評価チャートを作成すれば各項目の経時的変化とそれに呼応した総合評価の変動を簡便に追うことができる（図3，図4）．本法は顔面神経麻痺の診療記録として必須の写真や動画を用いるので特別な機材やコストはかからず，評価方法の習熟にも大きな困難はないと思われ，施設を問わず実施することが可能である．また，各項目を数値化し合計点で評価するのでデータに客観性があり，同一症例の長期経過や症例間の比較，さらに再建手技間や施設間の比較にも活用できる．

3．本評価法の課題と展望

本評価法の評価項目や採点基準，重み付けには理論的に脆弱な部分もあり，鼻唇溝形態の位置づけ[17)]も含め，今後の検証と改良の余地は残されている．本評価法は顔面神経麻痺再建のなかで笑いの評価に特化したツールである．総合的な「顔面神経麻痺再建後の評価」は各部位（領域）の評価を合算することで可能であり，それには口唇部以外にも眉毛部・眼瞼部・頬部などを共通の単位（5段階評価）で定量評価し，集計して全体評価とするシステムが有用と思われる．結果的に40点法のようなregional systemに収斂していくが，形成外科医のための再建術後評価として今後，検討されるべき課題であると思われる．

参考文献

1) Rubin, L. R.：The anatomy of a smile：its importance in the treatment of facial paralysis. Plast Reconstr Surg. 53：384-387, 1974.
   Summary 解剖に基づく笑いのバリエーションを提示した画期的論文．

2) Zuker, R. M., et al.：Facial paralysis. Plastic Surgery. 2nd ed. Vol. 3 Mathes, S. J., ed. 883-916, Elsevier Saunders, London, 2006.
   Summary 顔面神経麻痺を解説した教科書．

3) 林　明照ほか：スコアリングによる新しい笑いの質的評価法．日形会誌．36：52-61, 2016.
   Summary スコアリングによる笑いの質的評価の詳細．

4) Lifchez, S. D., et al.：Cortical adaptation to restoration of smiling after free muscle transfer innervated by the nerve to the masseter. Plast Reconstr Surg. 115：1472-1479, 2005.
   Summary 咬筋神経をドナー神経とする笑いの再建と脳可塑性による不随意的笑いの出現に関する詳細な報告．

5) Manktelow, R. T., et al.：Smile reconstruction in adults with free muscle transfer innervated by the masseter motor nerve：effectiveness and cerebral adaptation. Plast Reconstr Surg. 118：885-899, 2006.
   Summary 咬筋神経をドナー神経とする笑いの再建の有用性と脳可塑性による不随意的笑いの出現，リハビリについても詳述．

6) Labbé, D., Huault, M.：Lengthening temporalis myoplasty and lip reanimation. Plast Reconstr Surg. 105：1289-1297, 2000.
   Summary Lengthening temporalis myoplasty（島状側頭筋移行術）の初の英文論文．

7) 林　明照ほか：顔面神経麻痺再建術後の笑いの経時的変化から見る脳の可塑性に関する検討．日マイクロ会誌．31(4), 2018.（in press）
   Summary ドナー神経による笑いの質の違いや

脳可塑性について解説.

8) Gousheh, J., Arasteh, E. : Treatment of facial paralysis : dynamic reanimation of spontaneous facial expression-apropos of 655 patients. Plast Reconstr Surg. **128** : 693-703, 2011.
   Summary　顔面神経麻痺再建と自然な笑いに関する考察.

9) 林　明照 :【顔面神経麻痺の治療 update】島状側頭筋弁移行術による笑いの再建. PEPARS. **92** : 56-62, 2014.

10) 柳原尚明ほか : 顔面神経麻痺程度の判定基準に関する研究. 日耳鼻. **80** : 799-805, 1977.

11) House, J. W., Brackmann, D. E. : Facial nerve grading system. Otolaryngol Head Neck Surg. **93** : 146-147, 1985.

12) Terzis, J., Noah, M. E. : Analysis of 100 cases of free-muscle transplantation for facial paralysis. Plast Reconstr Surg. **99** : 1905-1921, 1997.
   Summary　独自のグレーディングシステムで膨大な再建症例を検討.

13) Harii, K., et al. : One-stage transfer of the latissimus dorsi muscle for reanimation of a paralyzed face : A new alternative. Plast Reconstr Surg. **102** : 941-951, 1998.
   Summary　広背筋による笑いの一期的再建と独自のグレーディングシステムによる評価.

14) Frey, M., et al. : Three-dimensional video analysis of facial movements : a new method to assess the quantity and quality of the smile. Plast Reconstr Surg. **104** : 2032-2039, 1999.

15) 田中一郎, 南谷晴之 : Optical Flow を利用した顔面神経麻痺治療の定量的評価法―顔面神経麻痺による口唇変形に対するボツリヌストキシン治療評価への応用―. Facial N Res Jpn. **24** : 75-77, 2004.

16) Hontanilla, B., Auba, C. : Automatic three-dimensional quantitative analysis for evaluation of facial movement. J Plast Reconstr Aesthet Surg. **61** : 18-30, 2008.

17) 岡根谷哲哉ほか : 笑いの再建の評価における鼻唇溝形態に関する検討. Facial N Res Jpn. **37** : 134-136, 2017.

◆特集/顔面神経麻痺治療のコツ

顔面神経麻痺後遺症の治療

田中一郎*1　佐久間　恒*2

Key Words: 顔面神経麻痺(facial paralysis), 病的共同運動(pathological synkinesis), 顔面拘縮(facial contracture), 鰐の涙(crocodile tears), ボツリヌストキシン(botulinum toxin)

Abstract　顔面神経麻痺後遺症の治療では，理学療法，手術，ボツリヌストキシン療法を適宜組み合わせて行う必要がある．麻痺回復不良と予測される例では理学療法を早期から行い，基本的治療として継続する．筋の過剰な収縮や過緊張を減弱する治療では，眼輪筋や口唇周囲筋群，広頸筋の筋切除や選択的筋・神経切除，ボツリヌストキシンの局所投与を行う．拘縮による変形に対する治療では，眉毛下垂や瞼裂狭小，深い鼻唇溝に対して，眉毛挙上や上眼瞼形成，頬部の除皺術や鼻唇溝への真皮脂肪移植などを行う．麻痺発症後1～1.5年以内の不全麻痺例に対しては，麻痺回復と後遺症改善を目的として，神経移植を併用した顔面神経と舌下神経や咬筋神経との神経縫合術を検討する．鰐の涙に対しては，経結膜的に，外眼筋への影響が低い眼瞼部涙腺へボツリヌストキシンを局所投与するが，複視や眼瞼下垂を引き起こす場合があり，投与量・施行法には十分な注意を要する．

はじめに

陳旧性顔面神経不全麻痺では，麻痺の遺残による筋力低下に加え，病的共同運動や顔面拘縮，摂食時の流涙である鰐の涙などの，症状に対する患者の訴えは強いものの治療が難しい合併症がある．これらの治療に難渋する，顔面神経麻痺後遺症としての病的共同運動，顔面拘縮，鰐の涙に対して，我々の行っている治療につき報告する[1～3]．

病的共同運動, 顔面拘縮

まず治療の基本方針につき述べる．病的共同運動，顔面拘縮の予防と治療目的で，表情筋の強力・粗大運動の回避，筋の伸張マッサージ，眼瞼挙筋を用いた開瞼運動，脳の可塑性を利用したミラーフィードバック療法などの理学療法[4]を，麻痺回復が不良と予測される例では早期から行い，他治療を行う場合でも基本的治療として継続する．病的共同運動となっている筋の収縮や拘縮となっている筋の過緊張を減弱する目的での治療としては，眼輪筋，口唇周囲筋群や広頸筋の部分的な筋切除や選択的筋・神経切除，これらの筋に対するボツリヌストキシンの局所投与[5,6]を行う．また，拘縮などによる眉毛下垂，瞼裂狭小，深い鼻唇溝などの形態上の変形に対する矯正治療も適時追加して行う．ボツリヌストキシンの局所投与は，簡単に外来で施行でき確実に改善効果も得られるため，患者には受け入れられやすく初期治療として開始することが多く，ボツリヌストキシン治療の施行経過により手術治療を併用あるいは移行している．麻痺発症後1.5年以内で病的共同運動・顔面拘縮の強い不全麻痺残存例に対しては，麻痺

---

*1 Ichiro TANAKA, 〒272-8513　市川市菅野5-11-13　東京歯科大学市川総合病院形成外科，教授
*2 Hisashi SAKUMA, 〒240-8555　横浜市保土ケ谷区岡沢町56番地　横浜市立市民病院形成外科，部長

の回復や後遺症症状の改善を目的として，神経移植を併用した顔面神経と舌下神経や咬筋神経との神経縫合術[7]の施行も検討する．

　各部位ごとの治療としては，まず眼瞼部に対しては，病的共同運動・拘縮の強い例では眼輪筋の筋力はかなり回復しており閉瞼障害は僅かなため，眼輪筋や閉瞼筋の部分切除を行う．上眼瞼では皮膚切除と共に内側から外眼角部にわたる眼輪筋切除を行うが，眼瞼挙筋腱膜固定術を追加する場合もある．不全麻痺により中程度以上の眉毛下垂を伴い眉毛下垂に対する治療も要する場合も多いが，この場合は眉毛上皮膚切除と同時に眼輪筋の前頭筋への引き上げと内側・外眼角部での眼輪筋切除を行う[8]．下眼瞼では外眼角から睫毛下切開にて瞼縁部の眼輪筋は温存して，外眼角部の眼輪筋楔状切除と下眼瞼の外側 3/4 程度の範囲の眼輪筋切除を行う．外眼角での眼輪筋の楔状切除後は同部での陥凹変形が目立つ場合があり，人工真皮(テルダーミス®)を 2〜3 枚重ねて留置している[9]．

　鼻唇溝部〜口唇周囲に対しては，口腔内切開から病的共同運動や拘縮の強い筋束を各々筋束幅の 1/2〜1/3 で 1〜1.5 cm 長を切除する．口唇下垂の危惧があるため筋切除の範囲・程度は限定的にはなるが，特定の部位に拘縮を強く訴える例には効果は大きい．

　鼻唇溝部の深い皺や頬部全体の拘縮を訴える例に対しては，face lift に準じた耳前部から耳垂下，場合によりさらに顎下部に延長した切開で，皮下剥離を鼻唇溝部まで広く行い，下眼瞼外側〜外眼角部の眼輪筋や，病的共同運動や拘縮の強い口唇周囲筋群や広頚筋の部分切除と，SMAS(superficial musculoaponeurotic system)弁の挙上と耳前部への引き上げ，耳前部での余剰皮膚切除や鼻唇溝皮下への真皮脂肪移植などを行う．

　広頚筋の病的共同運動や拘縮により肩こりを強く訴える例には，鎖骨上横切開から同部の広頚筋をほぼ全幅に亘って約 3 cm 長の部分切除を行う．

<症　例>

症例 1：41 歳，女性．Hunt 症候群

　発症後 5 年の右側顔面神経不全麻痺残存で，眉毛下垂，眼瞼拘縮や口唇運動時の閉瞼運動による瞼裂狭小，広頚筋の病的共同運動による頸部の突っ張り感，頑固な肩こりを訴えていた(図 1-a, b)．眉毛上皮膚切除と同時に眼輪筋の前頭筋への引き上げと内側・外眼角部での眼輪筋切除，鎖骨上約 1 cm 頭側の約 8 cm 長の横切開から同部の広頚筋をほぼ全幅に亘って約 3 cm 長の部分切除を行った(図 1-c)．術後，眉毛下垂，眼瞼拘縮や口唇運動時の閉瞼運動による瞼裂狭小の改善が得られ(図 1-d)，頸部の突っ張り感，頑固な肩こりは消失した(図 1-e)．

症例 2：36 歳，女性．Bell 麻痺

　発症後 1 年 3 か月の左側顔面神経不全麻痺残存で，閉瞼機能はほぼ回復していたが，口唇周囲筋群の筋力低下が残り，眼瞼と鼻唇溝部の拘縮，眼瞼と広頚筋の病的共同運動を認めた(図 2-a)．麻痺の改善と病的共同運動・拘縮の改善を目的として神経縫合術を計画したが，同じ切開からの筋部分切除も施行した(図 2-b)．耳前部〜耳垂下〜顎下部切開より皮下剥離は広範に行い，外眼角部の眼輪筋楔状切除と下眼瞼の外側 1/2 の範囲の眼輪筋切除，同部へのテルダーミス®留置，顎下部での広頚筋の部分切除(図 2-c)を行った．そして顔面神経本幹と舌下神経を，腓腹神経移植を介して端側縫合による神経縫合を行った(図 2-d)．術後 6 か月の時点で，口唇周囲筋群の筋力低下には大きな改善は得られていないが，眼瞼，鼻唇溝部，広頚筋の拘縮・病的共同運動は改善が見られた(図 2-e)．

鰐の涙

　顔面神経麻痺による流涙には多くの原因があるが，鰐の涙については，特に摂食時の流涙を訴える患者に対して治療を検討する．流涙検査として Schirmer's Test を，自然の状態と摂食時を想定した飴を舐めた状態との 2 種類で行い，患側で健

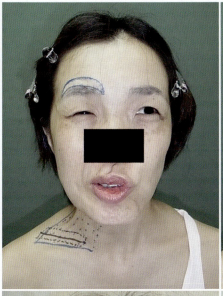
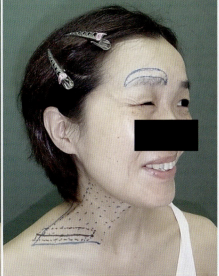
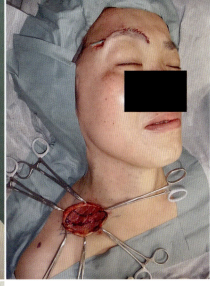
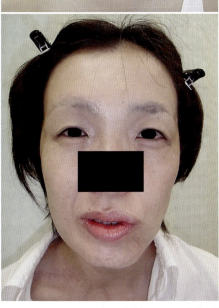
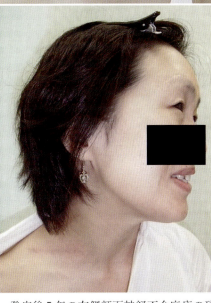

図 1. 41 歳，女性．Hunt 症候群．発症後 5 年の右側顔面神経不全麻痺の残存（文献 1，p.72 より引用）
 a：術前，口唇突出運動時．眉毛下垂，眼瞼拘縮や病的共同運動による瞼裂狭小を認める．
 b：術前，口唇挙上運動時．広頸筋の病的共同運動による頸部の突っ張り感，頑固な肩こりを訴えていた．
 c：広頸筋の部分切除予定部分を示す．
 d：術後 6 か月，口唇突出運動時．眉毛下垂，眼瞼拘縮や病的共同運動による瞼裂狭小の改善を認める．
 e：術後 6 か月，口唇挙上運動時．病的共同運動による頸部の突っ張り感，頑固な肩こりは消失した．

側よりも流涙が多く，特に飴を舐めた状態で多い患者を治療対象としている．

　使用するボツリヌストキシンは Botox® で 2.5 単位(U)が 0.1 cc となるように生理食塩水にて希釈する．2％キシロカイン®点眼麻酔後，患者には内下方視を指示し，上眼瞼を施行者の手指にて外反させて眼瞼部涙腺を展開する．そして経結膜的に 27 G あるいは 30 G 針にて 1.25〜2.5 U（0.05〜1.0 cc）を顕微鏡下に眼瞼部涙腺内に局注する．1 回の投与で治療効果が低い場合は，1 週間後に再投与する場合もある．効果持続期間は 4〜6 か月程度であり，効果が減弱したら再施行する．

考　察

　顔面神経麻痺の後遺症として，神経再生過程における患側表情筋の神経過誤支配により，口唇運

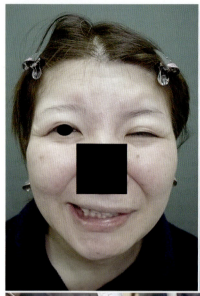
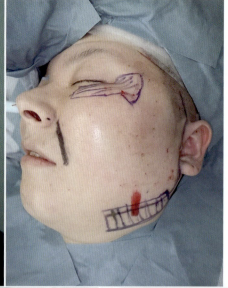
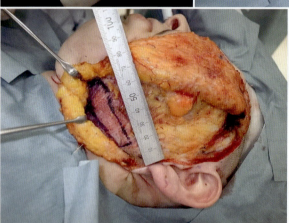
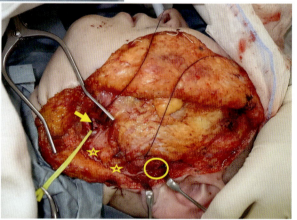
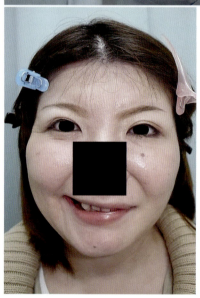

図 2.
36 歳，女性．Bell 麻痺．発症後 1 年 3 か月の左側顔面神経不全麻痺の残存．麻痺の改善と病的共同運動・拘縮の改善を目的として，神経縫合術と筋部分切除を予定した．（文献 1，p.73 より引用）

a：術前，口唇挙上運動時．口唇周囲筋群の筋力低下と，眼瞼・鼻唇溝部の拘縮，眼瞼と広頸筋の病的共同運動を認めた．

b：外眼角部・下眼瞼の眼輪筋と広頸筋の部分切除予定部位を示す．

c：広頸筋の部分切除予定部位を示す．

d：顔面神経本幹と舌下神経を，腓腹神経移植を介して端側縫合による神経縫合術を行った（星印は移植腓腹神経，矢印は舌下神経と腓腹神経の端側神経縫合部，丸印は顔面神経と腓腹神経の端側神経縫合部を示す）．

e：術後 6 か月，口唇挙上運動時．口唇周囲筋群の筋力低下には大きな改善は得られていないが，眼瞼・鼻唇溝部の拘縮の改善と，眼瞼や広頸筋の病的共同運動の改善を認めた．

動時の不随意な閉瞼や閉瞼時の口唇・頬部の不随意運動が生じる病的共同運動，顔面神経核の異常興奮による表情筋の過緊張で，不随意に持続的な収縮が起こっている眼瞼や顔面の拘縮がある．眼瞼拘縮では眼輪筋収縮により瞼裂狭小化や眼瞼下垂様症状が，顔面拘縮では口唇周囲筋や広頸筋の収縮により深い鼻唇溝や顔面・口唇の偏位が生じる．拘縮・病的共同運動の程度が強い患者では，多くは麻痺による筋力低下も残存しており，これに筋の過緊張状態も混在する複雑な症状を呈しており，患者の愁訴に対しては決定的に有効な治療がないのが現状である．

病的共同運動や顔面拘縮に対して現在行われている治療としては，基本的治療としての理学治療，筋の作用を弱める治療としての眼輪筋，口唇周囲筋群や広頸筋の部分的な筋切除や選択的筋・神経切除，また拘縮による形態上の変形に対する治療としての眉毛挙上，上眼瞼形成，鼻唇溝形成，神経再建としての端側縫合・神経移植を利用した顔面神経・舌下神経縫合術などが行われている．

これらの治療の問題点としては，まず筋・神経切除，ボツリヌストキシン治療などの筋収縮を減弱させる治療は，病的共同運動・顔面拘縮の強い症例では多くは麻痺が残存しており，筋収縮の減弱治療は麻痺症状を増悪させる点がある．治療にあたっては，病的共同運動・顔面拘縮による過緊張の症状と麻痺による筋力低下の症状の妥協点を見つけなければならない．また，瞼裂狭小や眼瞼下垂様症状，深い鼻唇溝などに対する，眼瞼形成術や鼻唇溝部への脂肪移植などの主に形態を矯正する治療は，病的共同運動・顔面拘縮の病態がある限り効果は限定的である．ボツリヌストキシン治療は，症状に応じて投与量や投与部位の調整が可能で，他治療と併用が可能な点では使いやすい．しかし，効果持続期間は3～4か月と短く反復投与が必要であり，通院の手間や治療コストが問題で，結局治療を継続しない例も多く見られる．神経移植を併用した顔面神経と舌下神経や咬筋神経との神経縫合術は，病的共同運動・顔面拘縮症状の改善に対して効果の見られる例もあるが，手術侵襲の割には効果が不確実である．そこで最近は，同じ切開から頬部～顎下部の広範皮下剝離をして，眼輪筋，口唇周囲筋，広頸筋などの部分切除や face lift に準じた頬部皮膚の引き上げ・耳前部での余剰皮膚切除なども併用している．

一方，鰐の涙は顔面神経が膝神経節上半部で障害された場合の後遺症のひとつであり，回復過程における神経の過誤支配による摂食時の流涙である．摂食による下顎運動，味覚刺激などにより反射的に流涙が生じ，患者の訴えは強いものの治療が難しい合併症の1つである．鰐の涙の頻度は，Valenca[10]，Miszke[11]の報告によれば，Bell 麻痺の 3.3～6.6% とされる．

今までの治療法としては，翼口蓋神経節の神経節後線維を破壊するためのアルコールやコカインの口腔内局注，涙腺の亜全摘，異なったレベルでの舌咽神経と顔面神経の分離，抗コリン薬の使用などが報告されているが，治療効果は非常に様々であり，また涙腺分泌を枯渇させてしまう場合もあり，従来は満足のいく治療法はなかった．しかし最近，涙腺へのボツリヌストキシン局注療法の有効性が報告されてきており[12]，我々も 2003 年から本治療法を施行している[2)6)13)14]．

涙腺には，主涙腺として眼瞼部涙腺と眼窩部涙腺があり，号泣時の過剰分泌に関与しており副交感神経支配である．副涙腺としては Krause 腺と Wolfring 腺が眼瞼内にあり，常時分泌に関与し涙液の 10% 程度の分泌量とされ，交感神経支配である．鰐の涙への関与として副涙腺は大きくはなく，副交感神経支配の主涙腺が大きいと思われる．鰐の涙に対するボツリヌストキシン局注療法の機序であるが，副交感神経節後線維終末における自律神経接合部の化学的伝達物質であるアセチルコリンの放出を，ボツリヌストキシンが阻害することにより涙液分泌が抑制される．

鰐の涙に対するボツリヌストキシン療法は，簡単な手技により外来治療で可能であり，侵襲が少なく手術療法に比較すれば効果が予想できるなど

の利点がある．副作用としては，涙腺が上眼瞼挙筋，上直筋，外転筋に隣接して存在するため，これらの筋への薬剤の漏出や浸透により，眼瞼下垂，複視などの合併症を生ずる可能性があるが，たとえ起こったとしても一時的であり2～3週間で回復する．

また経験上，本療法は全ての症例で必ずしも改善が得られておらず，著効例と効果不全例がはっきりしている．この理由としては，ボツリヌストキシン投与は副作用の発現を極力避けるために，上眼瞼挙筋，上直筋，外転筋に特に隣接する眼窩部涙腺ではなく表在の眼瞼部涙腺に行っているが，症状の起因に眼窩部涙腺が優位な症例では，眼瞼部涙腺の投与だけでは治療効果が少ないためと思われる．

まとめ

病的共同運動，顔面拘縮は現状では特効的な治療がなく，病的共同運動，顔面拘縮による筋の過剰運動や過緊張の症状と，これらの治療により引き起こされる筋力低下の症状の妥協点を見つけなければならない．理学療法は予防も含めて基本的な治療法であるが，なかなか継続が難しい患者も多く，手術，ボツリヌストキシン療法なども適宜組み合わせて，各々の患者の症状ごとに治療を行なう必要がある．

鰐の涙に対するボツリヌストキシン治療は，比較的簡単な手技で施行でき，侵襲も少なく，良好な結果を出すことができる方法であるが，複視や眼瞼下垂を引き起こす場合があり，投与量・施行法には十分な注意を要する．症状の起因に眼窩部涙腺が優位と思われる症例では治療効果が少なく，合併症を回避しての深部の眼窩部涙腺への投与法は今後の課題である．

参考文献

1) 田中一郎ほか：顔面神経麻痺後遺症（病的共同運動・顔面拘縮）に対する治療．Facial N Res Jpn. **36**：71-74，2016.
2) 田中一郎ほか：顔面神経麻痺後遺症としての病的共同運動・顔面拘縮，鰐の涙に対する治療の検討．Facial N Res Jpn. **37**：24-26，2017.
3) 田中一郎ほか：病的共同運動・顔面拘縮に対する治療―非手術治療と手術治療―．日頭顎顔会誌．**34**：31-36，2018.
4) 栢森良二：顔面神経麻痺のリハビリテーション．84-93，医歯薬出版，2010.
5) 田中一郎ほか：顔面神経麻痺による口唇変形に対するボツリヌストキシン治療の経験．Facial N Res Jpn. **23**：123-126，2003.
6) 田中一郎：顔面神経麻痺後遺症に対するボツリヌストキシンによる最近の治療．医学のあゆみ．**253**：661-663，2015.
7) 橋川和信：【顔面神経麻痺の治療update】陳旧性顔面神経不全麻痺に対するクロスリンク型神経移植術．PEPARS. **92**：87-93，2014.
8) 田中一郎ほか：【顔面神経麻痺における眼瞼部の治療】顔面神経麻痺による眼瞼麻痺に対するわれわれの治療方針．形成外科．**57**：465-472，2014.
9) 田中一郎ほか：【眼瞼形成手技―私の常用する手技のコツ―】眼瞼痙攣の治療―人工真皮留置を併用した眼輪筋広範囲切除術―．PEPARS. **43**：74-80，2010.
10) Valenca, M. M., et al.：Idiopathic facial paralysis (Bell's palsy)：a study of 180 patients. Arq Neuropsiquiatr. **59**：733-739, 2001.
11) Miszke, A., et al.：Crocodile tears syndrome. Neurol Neurochir Pol. **9**：81-87, 1975.
12) Yavuzer, R., et al.：Botulinum toxin A for the treatment of crocodile tears. Plast Reconstr Surg. **110**：369-370, 2002.
13) 田中一郎ほか：顔面神経麻痺による「鰐の涙」に対するボツリヌストキシン治療の経験．Facial N Res Jpn. **26**：156-158，2006.
14) 田中一郎ほか：「鰐の涙」に対するボツリヌストキシン治療の検討．Facial N Res Jpn. **29**：25-27，2009.

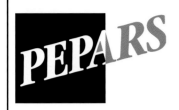

◆特集／顔面神経麻痺治療のコツ

神経・血管柄付き遊離広背筋移植術を用いた動的再建術の update

岡崎　睦[*1]　田中顕太郎[*2]　植村法子[*3]　本間　勉[*4]　今井和也[*5]

Key Words：陳旧性顔面神経麻痺(long-standing facial paralysis)，遊離広背筋移植(free latissimus dorsi muscle flap transfer)，動的再建(dynamic reconstruction)，笑顔の再建(smile reconstruction)，ハイブリッド型再建(hybrid type reconstruction)

Abstract　神経血管柄付き遊離広背筋移植を用いて，様々な表情筋を再建してきた．良好な結果を得るために最も基本的なことは，力源となる神経の適切な選択と阻血時間を 2 時間以内にすることである．マイクロサージャリーを用いて筋肉を移植することは容易であるが，実際に動き，審美的にも良好な結果を得るためには美容的な配慮も必要で，手技一つ一つに高い精度が求められるため手術の難易度は想像以上に高い．良い結果を得るためには，顔の手術とマイクロサージャリーの両方の経験が必要である．無意識の自然な笑いの動きを再現するには，顔面神経を力源とするのが望ましく，咬筋神経など顔面神経以外の使用は，状況によって採用する「保険」と考えるのが妥当であろう．

はじめに

陳旧性顔面神経麻痺に対する神経血管柄付き遊離筋肉移植を用いた笑いの再建は 1976 年 Harii ら[1]により最初に行われて以降，使う筋肉や力源となる神経などについて数々の変法が諸家により報告されてきた．我々は，対側顔面神経に一期的に神経縫合できる利点を重視して，主として遊離広背筋移植[2]を用いて笑いの再建を行ってきたが，近年，閉瞼，口角下制，眉毛挙上機能の動的再建にも適応を広げてきたので，それらの update と分割遊離筋肉移植の要点について述べる．

遊離広背筋移植による動的再建術

1．術式のバリエーション

遊離筋肉移植による表情筋の再建結果は年余にわたって変化していく．筆頭著者が最初に遊離広背筋移植による笑いの再建を術者として行ったのは 2003 年であるが，数年ごとの勤務先異動により，初期の症例では十分な経過観察ができていないため，ここでは，2009 年以降に東京医科歯科大学で行った遊離広背筋移植による動的再建術を対象として，3 年以上の経過観察ができた(2009 年 4 月～2015 年 6 月に手術を行った) 32 例(女性 15 例，男性 17 例，手術時平均年齢 50 歳，完全麻痺 16 例，不全麻痺 16 例)の術式のバリエーションを示す(図 1)．近年，耳鼻咽喉科・脳神経外科領域の進歩により，遊離筋肉移植の適用症例は少なくなったため，32 例の顔面神経麻痺の原因のほとんどは腫瘍摘出後(29 例)であった．患者の多くは頭蓋内・頭蓋底手術や頭頸部腫瘍広範切除の症例であったため，皮弁・脂肪弁を連合させて顔の輪郭の形成術を同時に行った症例も 12 例あったが，

[*1] Mutsumi OKAZAKI，〒113-0033　東京都文京区本郷 7-3-1　東京大学医学部形成外科，教授
[*2] Kentaro TANAKA，〒113-8519　東京都文京区湯島 1-5-45　東京医科歯科大学医学部形成外科，教授
[*3] Noriko UEMURA，東京医科歯科大学医学部形成外科，助教
[*4] Tsutomu HOMMA，東京医科歯科大学医学部形成外科
[*5] Kazuya IMAI，東京大学医学部形成外科，助教

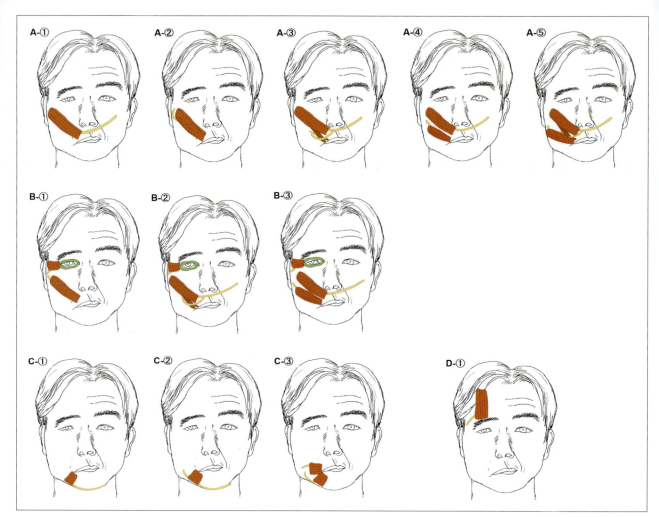

図 1.
A：笑いの再建
B：笑いと閉瞼機能の再建(いずれも上下眼瞼もしくは下眼瞼のみの大腿筋膜移植を併用)
C：口角下制筋の再建(③は笑筋も再建)
D：前頭筋の再建
(見やすさを重視して血管と同時に移植した脂肪弁は省略してある)

以下の図は，皮弁・脂肪弁を省いて簡略化して筋肉のみを示した．

A．笑いの再建

A-①：1筋体，対側顔面神経頬筋枝に縫合

A-②：1筋体，同側咬筋神経に縫合

A-③：1筋体，対側顔面神経頬筋枝に神経縫合＋胸背神経横行枝を患側大頬骨筋に入る神経に縫合(Cross face nerve graft(以下，CFNG)相当を追加する意義)．筋肉は存在するが自然に笑えない不全麻痺症例に対して適用

A-④：2筋体，頭側筋体の神経(胸背神経本幹)を対側顔面神経頬筋枝と，尾側筋体の神経(横行枝)を同側咬筋神経に縫合(後に詳述)[3]

A-⑤：2筋体，頭側筋体の神経(胸背神経本幹)を対側顔面神経頬筋枝と縫合．尾側筋体の神経(横行枝)の中ほどで切離し，中枢側を患側大頬骨筋への神経にCFNG，末梢側(移植筋に行く枝)を患側顔面神経頬筋

枝にそれぞれ縫合．筋肉は存在するが笑えない不全麻痺症例に対して適用

B．笑いと努力閉瞼機能の再建

B-①：2筋体，どちらの神経も同側咬筋神経に縫合．耳下腺がんで腫瘍の拡大切除と放射線療法が行われた症例で，皮膚が硬く，口角の動きに強い力が必要と判断した症例に適用（詳細は文献4を参照のこと）

B-②：2筋体，頭側筋体の神経（胸背神経本幹）を対側顔面神経頬筋枝と縫合．尾側筋体の神経（横行枝）の中ほどで切離し，中枢側を患側大頬骨筋への神経にCFNG，末梢側（移植筋に行く枝）を患側顔面神経頬骨枝にそれぞれ縫合（筋肉は存在するが笑いにくい，閉瞼しにくい不全麻痺症例に対して）．

B-③：3筋体，頭側筋体の神経（胸背神経本幹）を対側顔面神経頬筋枝と縫合，残りの筋体2つそれぞれに横行枝の枝1本ずつをつけて患側咬筋神経に縫合．筋体の1つは笑いの再建に，もう1つは閉瞼機能の再建の力源とした．

C．下制筋または，下制筋と笑筋の再建

C-①：下制筋の再建：1筋体，対側顔面神経下顎縁枝に縫合

C-②：下制筋の再建：1筋体，対側顔面神経下顎縁枝と同側顔面神経頬筋枝に縫合

C-③：下制筋・笑筋の再建：2筋体，同側顔面神経頬筋枝2本に別々に縫合

C-①②③のいずれも，胸背動脈を茎とする脂肪弁による下顎部や頬部の陥凹の再建を行う際に，付加価値として下制筋や笑筋の再建を行った．

D．前頭筋の再建

1筋体，同側顔面神経側頭枝に縫合（胸背動脈を茎とする脂肪弁による側頭部の陥凹の修正術を行う際に，付加価値として前頭筋の再建を行った）

2．結　果

術後10日前後に行った筋電図検査（EMG）では，全例で脱神経電位が観測され，筋肉の生着が確認された．肉眼的に移植筋の収縮が確認されるまでの術後期間は，同側咬筋神経に神経縫合した筋肉では2～5か月，対側顔面神経では6～10か月，同側顔面神経では2～4か月であった．

いずれの術式も症例数は少なく，エビデンスを持って断言することはできないが，以下に結果の要約を述べるので，遊離筋肉移植を行う際の参考にされたい．

- 大きな自由度のある2分割広背筋弁を挙上するのは容易であった（下行枝と水平枝領域に1つずつ筋弁を作成）が，安全な血行と確実な神経支配を持ちながら自由度のある3分割筋弁を作成するのは難しい症例が存在した．
- 対側顔面神経に神経縫合した筋肉の動きは，手術2年ほどでは弱かった症例でも，さらに経過するにつれて笑いの表情がよくなる傾向があった．
- 同側咬筋に神経縫合した筋肉では早期に大きな動きが得られたが，安静時のトーヌスが保たれない（図5-a），動きが突飛で強すぎる，経年により鍛えられて"力こぶ"になるなどの傾向があり，無意識に笑えるようになるのは困難であった．
- 前頭筋再建（D）では，筋肉の収縮は観察されたが，筋肉による膨隆を回避するために骨膜上に移植したためか，眉毛の挙上は弱かった．
- 下制筋の再建では，対側下顎縁枝にのみ神経縫合した症例では（C-①），筋肉の収縮が極めて弱く，下制筋として有効な動きにはならなかったが，同側顔面神経に神経方法した症例では（C-②③），有効な筋収縮が得られた．

3．遊離筋肉移植施行時の基本的な注意点

- 阻血時間は2時間以内になるようにする．これは，筋肉が阻血により不可逆的な変化を起こす臨界点が2時間から3時間の間にあるためである．
- 笑いの力源とする対側顔面神経頬筋枝を選択する際には，神経刺激装置を用いて，口角が挙上する神経を選択する．筆者は電気刺激で口輪筋の収縮がほとんど見られない細枝を大頬骨筋に

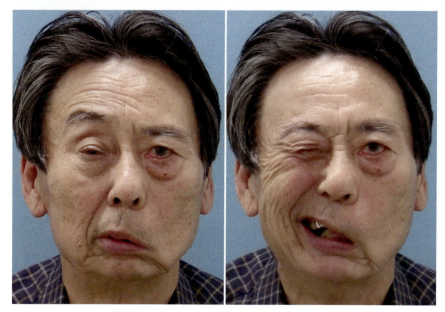

a．安静時　　　　　　　　　　　　b．笑顔時

図 2．術前所見

入る部分で切離して力源としているが，それより中枢の太い枝で神経縫合を行った方がよいという意見もある．
- 同側咬筋神経を力源として神経縫合する場合は，笑いの再建でも閉瞼の再建でも本幹に端々吻合すると動きが大きすぎるので，枝を用いる．
- 2 分割の筋弁のうち，神経が太く伸びているのは下行枝の方なので，多分割筋弁を用いる場合は，主筋体を下行枝で栄養される筋弁に設定する．

4．複数筋体遊離筋肉移植の実際

誌面の都合もあるので，上記の術式の中で，最も基本術式である A-④（対側顔面神経と同側咬筋神経を力源とした 2 分割遊離広背筋移植を用いた自然な笑い＆作り笑いの再建）について，症例を提示しながら術式の詳細とコツを述べる．79 歳，男性．左完全麻痺（図 2-a，b）で，眉毛挙上術と側頭筋移行術による閉瞼機能の再建を行った後に，笑顔の動的再建を希望されたので，遊離広背筋移植術を施行した．健側顔面神経を力源とする筋弁 A は自然な笑いの再建に用い，大頬骨筋相当の位置に，同側咬筋神経を力源とする筋弁 B は作り笑いの再建になり，笑筋相当に移植する．

1）移植床の準備

皮膚切開は側頭〜耳前部切開，顔面動静脈に血管吻合するための下顎部切開，対側顔面神経と神経縫合するための対側頬部切開を用いる（図 3-a ①〜③）．筋肉を移植するためのポケットはSMAS 上で剝離する．不全麻痺の症例では患側顔面神経を傷つけないような注意が必要である．法令線の内側 1 cm ほどまでポケットを作成し，法令線より 5 mm ほど内側で，筋肉固定のために 3 か所（図 3-b 赤丸），口角と尾側法令線への固定のための 2 か所（図 3-b 青丸），4-0 バイクリル糸を皮下に通しておく（真皮にわずかにかかるくらい）．咬筋神経は，頬骨弓と下顎切痕の中央部付近を深部に剝離し，咬筋に達したら筋肉線維の方向に割って深部に至り，咬筋神経を確保する（図 4-a）．この部分付近には顔面神経頬筋枝本幹が走行しているので，不全麻痺で適応する場合は注意する．対側頬部の切開は，大頬骨筋が存在するやや外側で 1 cm 強の切開を入れ，大頬骨筋の裏側に入っていく神経を確保し，数本ある中で，神経刺激装置を用いて口輪筋や眼輪筋の動きが少ないものを力源として選択する（図 4-b）．この小切開と患側皮下ポケットの間はゾンデなどで神経が通る

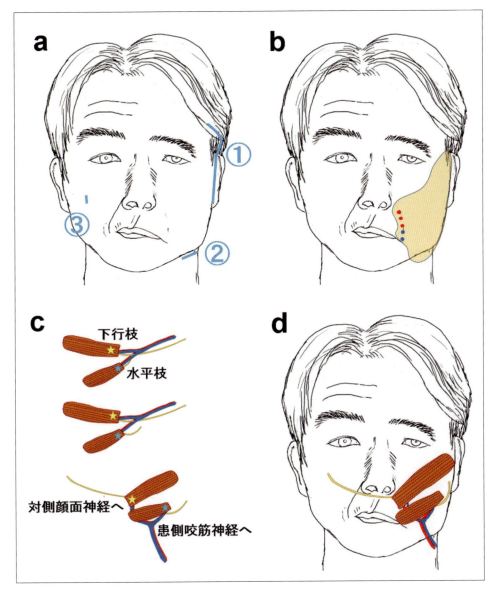

図 3.
a：顔面に用いる皮膚切開．① 側頭～耳前部 ② 下顎部 ③ 対側頬部
b：皮下ポケットの作成範囲と筋肉固定用の縫合糸を用意する位置．内側は法令線の1 cm 内側までポケットを作成する．筋肉固定用糸は筋体 A 用 3 か所（法令線），筋体 B 用 2 か所（尾側法令線～口角部）
c：挙上された筋弁（上）．水平枝の神経を胸背神経の本幹分岐部より切離（中），筋体 B は方向を逆にして，筋体の遠位部を口角に縫合するようにする（下）．
d：移植時の図

道を作成して 1 号絹糸を通しておき，後にこの絹糸に筋肉の神経をつないで対側まで神経を通してくる．下顎部切開は，顔面動脈が触れる部分を中心に切開する．麻痺の強い患者に対しては，法令線や口角が筋肉によって引かれるようになっても口唇自体が健側に変位してしまうことを避けるために，大腿筋膜を口唇やや健側から頬骨体部に移植して口唇を固定することが多い（図 4-c）（この症例では上下口唇両方に筋膜を移植しているが，下口唇のみにしか移植しない場合もある）．

2）筋肉の採取

広背筋の前縁よりやや後方を縦切開してアプ

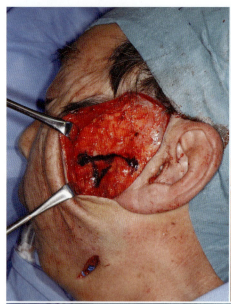
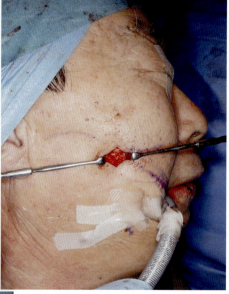
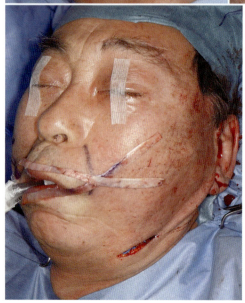

図 4-a〜c.
a：皮下ポケットの作成と咬筋神経の確保．咬筋神経は頬骨弓と下顎切痕の中点を目標に切開を置き，咬筋内で確保する．
b：健側顔面神経頬筋枝は，大頬骨筋の外側を目標に 1 cm 強の切開を入れて確保する．
c：移植する大腿筋膜（この症例では上口唇にも移植したが，多くの症例では下口唇のみに移植している）

ローチする．下行枝の領域（健側顔面神経を力源とする筋弁（A））と水平枝の領域から（同側咬筋神経を力源とする筋弁（B））1 つずつ筋弁を採取する．筋弁 B は小さくする（脱神経期間が短く萎縮しないため）（図 4-d, e）（当時は，このような筋肉移植を行ったが，現在では，咬筋神経につなぐ筋肉は，この 1/2〜2/3 の大きさに設定している）．水平枝の神経を分岐部から切離する（図 3-c）．

3）筋肉移植と血管吻合，神経縫合

採取した筋肉を頬部皮下ポケットに移植する（図 4-f）．まず，長い神経を健側に通すために先に通しておいた 1 号絹糸に神経を縫合して健側に通す．それと同時に 2 つの筋体を皮下ポケットに入れて先に設置しておいた 4-0 バイクリルで法令線〜口角に固定する．この場合，筋弁 A は近位が法令線になるように配置するが，筋体 B は，筋体遠位が口角になるように A とは逆方向に配置する（図 3-c, 図 4-f）．こうしないと筋体 B に入る神経は短いので咬筋神経まで届かなくなる．法令線〜口角に筋体を固定した後に血管吻合に移る．血管吻合を行って筋肉への良好な血流が確認されたら，移植筋の神経と健側顔面神経・患側咬筋神

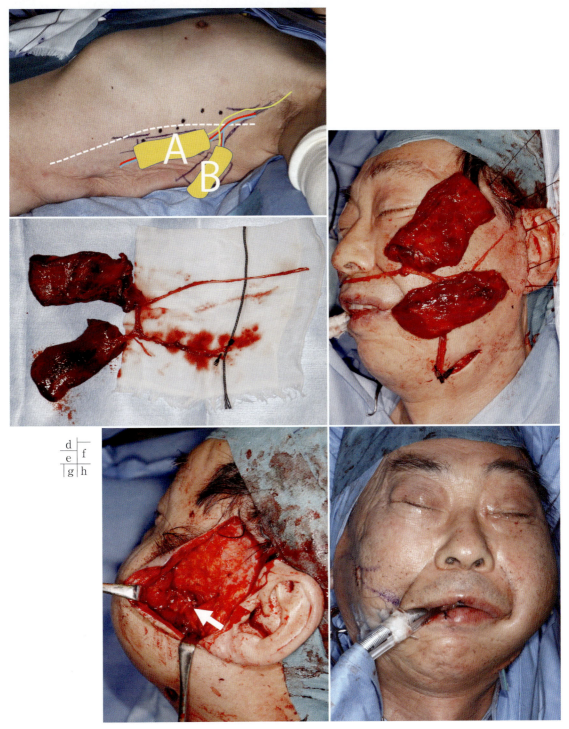

図 4-d〜h.
d：広背筋採取のデザイン（白破線は広背筋前縁）
e：挙上された広背筋弁
f：2 分割広背筋の配置
g：咬筋神経への神経縫合（矢印）
h：手術終了時の所見

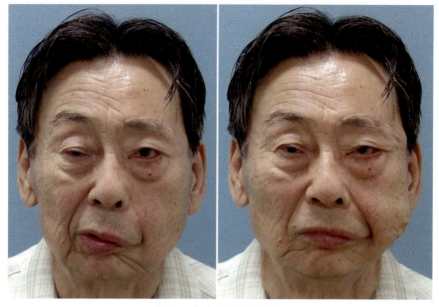

図 5. 術後 6 か月の所見
a：安静時（口角が下垂しているのに注目：咬筋神経を力源とする筋肉は off の時のトーヌスが保てていない）
b：噛んだ時．口角が外側に引かれ挙上される．

経に縫合する（図 4-b, g）．最後に筋体を顔面皮下ポケット外側で固定する．頬部皮下に吸引ドレーンを留置して閉創する（図 4-h）．

4）術後経過

この症例では，遊離広背筋移植術後に健側眼瞼下垂症の手術を追加した．術後 6 か月の所見では，安静時にはまだ患側口角下垂があるが（筋肉 A の収縮はなく，筋肉 B は安静時にはトーヌスが保たれていない）（図 5-a），緩く噛むことにより口角が挙上されるようになった（図 5-b）．術後 2 年の所見では，安静時にも口角が下がらず（筋体 A は安静時にもトーヌスが保たれている）（図 6-a），強く噛んで閉瞼（図 6-b），緩く噛んで作り笑い（図 6-c），無意識の笑いも可能になった（図 6-d）．

結果の解釈と今後の課題

笑顔の再建の基本術式として我々が採用してきた一期的遊離広背筋移植（筋肉 1 つ，神経は対側顔面神経に縫合）では，筋体の動きが弱い症例があったため，そのような症例でも作り笑いは可能になるように保険の意味で A-④ 術式を考案した[3]．この術式では自然な笑いの他に，左右独立させて口角を動かすことや作り笑いをすることも可能になる．しかし，健側顔面神経を力源とした筋体の動きが弱くても，3～5 年の経過で表情がよくなる症例が多い一方で，同側咬筋神経を力源とした筋体では動きや引きが強くなりすぎるのが問題になる症例があったため，咬筋神経を力源とする筋弁 B を小さくする，咬筋神経の枝に神経縫合するなど咬筋神経ができるだけ筋肉に入らないような変更を加えた．これは，閉瞼の再建でも同様である．理想的には，笑いの再建の力源の神経としては対側顔面神経が最善であり，三叉神経を用いる術式は，両側顔面神経症例や対側顔面神経との神経縫合では有効な動きが得られにくいと考えられる症例[4]に限定するのがよいと考えている．

C の口角下制筋の再建のための筋肉移植では，対側下顎縁枝を力源とした 1 例では，極めて弱い動きしか得られなかった．症例が少ないため断言はできないが，単に笑顔時の口唇の対称性を得ることが目的であれば，同側の頬筋枝を力源にするのがよいと考えている．

D の前頭筋の再建は，腫瘍摘出後の側頭部陥凹に対するボリューム増大術を希望して受診した

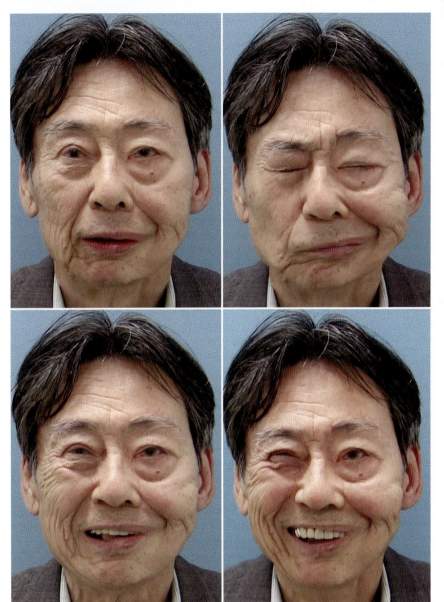

図 6.
術後 2 年の所見
  a：安静時
  b：強く噛んだ時．側頭筋移行により閉瞼されるとともに，口角が強く引かれている．
  c：弱く噛んだ時．閉瞼されずに口角だけ適度に引かれる（作り笑い）．
  d：噛まないで自然な笑い

26 歳の患者に対して，付加価値として行った．筋肉の収縮は観察されたが，眉毛を挙上する明確な効果は得られなかった．これは，移植筋肉による著明な膨隆を避けるために骨膜上で挿入したことや，力源とする前頭筋の支配神経は細く，しかも確実に同定できない（前頭筋が萎縮していて収縮しないため）ことが原因と考えられたが，移植筋のトーヌスにより中年以降になっても眉毛下垂が起こりにくくなる効果はあると考えられた．

いずれにしても，遊離筋肉移植を用いた表情筋の再建は見た目以上に難易度が高い術式であり，マイクロサージャリーと顔の手術の両方に十分な経験を持ってから行ってほしい．

参考文献

1) Harii, K., et al.：Free gracilis muscle transplantation with microneurovascular anastomoses for the treatment of facial paralysis. A preliminary report. Plast Reconstr Surg. **57**：133-143, 1976.
  Summary　世界最初の遊離筋肉移植を用いた笑いの再建の報告．

2) Harii, K., et al. : One-stage transfer of the latissimus dorsi muscle for reanimation of a paralyzed face : a new alternative. Plast Reconstr Surg. **102** : 941-951, 1998.
　Summary　遊離広背筋移植を用いた一期的笑いの再建の報告.

3) Okazaki, M., et al. : One-stage dual latissimus dorsi muscle flap transfer with a pair of vascular anastomoses and double nerve suturing for long-standing facial paralysis. J Plast Reconstr Aesthet Surg. **68** : e113-e119, 2015.
　Summary　筋体2分割ハイブリッド型遊離広背筋移植の報告.

4) Homma, T., Okazaki, M., et al. : Simultaneous Surgical Treatment for Smile Dysfunction and Lagophthalmos Involving a Dual Latissimus Dorsi Flap. Plast Reconstr Surg Glob Open. **5** : e1370, 2017.
　Summary　筋体2分割,笑い・閉瞼同時再建遊離広背筋移植の報告.

Monthly Book OCULISTA
創刊 5 周年記念書籍

最新刊

すぐに役立つ 眼科日常診療のポイント
―私はこうしている―

■編集　大橋裕一（愛媛大学学長）／村上　晶（順天堂大学眼科教授）／高橋　浩（日本医科大学眼科教授）

日常診療ですぐに使える！
診療の際にぜひそばに置いておきたい一書です！

眼科疾患の治療に留まらず、基本の検査機器の使い方からよくある疾患、手こずる疾患などを豊富な図写真とともに詳述！患者さんへのインフォームドコンセントの具体例を多数掲載！
若手の先生はもちろん、熟練の先生も眼科医としての知識をアップデートできる一書！ぜひお手に取りください！

2018 年 10 月発売　オールカラー　B5 判
300 頁　定価（本体価格 9,500 円＋税）
※Monthly Book OCULISTA の定期購読には含まれておりません

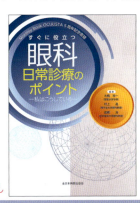

Contents

Ⅰ　外来診療における検査機器の上手な使い方
1. 視力検査（コントラスト，高次収差を含む）
2. 前眼部 OCT
   ①角膜・水晶体
   ②緑内障
3. 角膜形状解析（ケラトメータも含めて）
4. 角膜内皮スペキュラー
5. 後眼部 OCT
   ①眼底疾患
   ②OCT angiography
   ③緑内障
6. ハンフリー視野計とゴールドマン視野計
7. 眼圧計

Ⅱ　よくある異常―眼科外来での鑑別診断のコツ
1. 流涙症
2. 角膜混濁
3. 眼底出血
4. 飛蚊症
5. 硝子体混濁（出血を含む）
6. 視野異常・暗点
7. 眼瞼下垂・瞬目異常
8. 眼位異常
9. 複視
10. 眼球突出

Ⅲ　日常診療でよく遭遇する眼疾患のマネージメント
1. 結膜炎
2. 老視
3. 近視
4. ぶどう膜炎
5. コンタクトレンズ合併症
   ①フルオレセイン染色パターンからの診断
   ②マネージメントの実際
6. 正常眼圧緑内障の診断
7. 糖尿病網膜症
8. 黄斑浮腫
9. 眼瞼・結膜の腫瘤性病変

Ⅳ　誰もが手こずる眼疾患の治療
1. MRSA 感染症
2. 強膜炎
3. 落屑症候群
4. 濾過胞機能不全
5. 網膜静脈閉塞症―CRVO/BRVO
6. 中心性漿液性脈絡網膜症（CSC）
7. 特発性脈絡膜新生血管
8. 視神経炎
9. 甲状腺眼症
10. 心因性視覚障害

Ⅴ　眼科外来で必要なインフォームドコンセント
1. 感染性結膜炎
2. 蛍光眼底撮影―FA，IA，OCT angiography
3. 外来小手術―霰粒腫・麦粒腫切開，翼状片
4. 小児眼科―先天鼻涙管閉塞，弱視治療について
5. 日帰り白内障手術
6. 眼内レンズ選択（度数・多焦点など）
7. 網膜光凝固・YAG レーザー
8. 眼局所注射
9. コンタクトレンズ処方（レンズケアを含む）
10. サプリメント処方

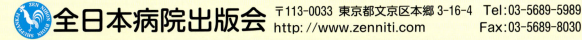

全日本病院出版会　〒113-0033　東京都文京区本郷 3-16-4　Tel：03-5689-5989
http://www.zenniti.com　　Fax：03-5689-8030

◆特集/顔面神経麻痺治療のコツ

複合神経移行術による顔面神経麻痺の再建

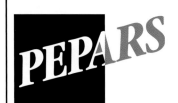

吉岡　伸高*

Key Words : 顔面神経麻痺(facial paralysis)，神経移行術(nerve transfer)，舌下神経(hypoglossal nerve)，咬筋神経(masseteric nerve)，交叉神経移植(cross-facial nerve grafting)，複合神経移行術(combined nerve transfers)

Abstract　顔面神経麻痺に対する神経移行術は，舌下神経または咬筋神経を主な神経力源として用いる術式に分かれている．また顔面交叉神経移植術は主にこれらの神経移行術の補助的な役割として位置づけられ，これらの術式と組み合わされることが多い．舌下神経や咬筋神経はともに強い神経力源であるが，単一の神経で顔面神経全体の再建を行うと術後の mass movement が問題となることがある．これをできるだけ少なくするために，舌下神経と咬筋神経の 2 つの神経力源をそれぞれ別の顔面神経分枝に移行する術式がある．本稿ではこの術式について解説し，さらに今後の神経移行術の展望について述べた．

　神経移行術は，表情筋の機能回復が期待できる麻痺に対して行われる術式であり，通常完全弛緩性麻痺においてはおおよそ 1 年以内，不全麻痺の場合にはたとえ陳旧性であっても術式を選べば適応となり得る術式である[1]．顔面神経麻痺に対する神経移行術はこの 10 年余りの間に大きな術式の変遷がみられる．基本的な流れとしては，舌下神経を主たる神経力源として用いる術式と咬筋神経を主たる神経力源として用いる術式に分かれ，各々これに交叉神経移植を併用するといった術式になる．しかし舌下神経や咬筋神経といった単一の神経で顔面神経全体の再建を行うと術後のmass movement が問題となることがある[1)2)]．そこで筆者は舌下神経と咬筋神経を別々の顔面神経分枝に縫合し，より mass movement の少ない随意運動の再建を行っている[3]．本稿では，筆者が行っている舌下神経，咬筋神経，および交叉神経移植を併用する複合神経移行術の術式と症例を提示し，神経力源の歴史的変遷と今後の展望について考察を加える．

術　式

　術式のシェーマを図 1 に示す．頭側はもみあげ内から，尾側は下顎角部を少し越えた位置までの耳前部切開でアプローチする(図 2)．まず耳下腺被膜上で後述する頬骨弓下の咬筋神経露出予定部位までの皮膚剝離を行う．次に顔面神経を露出するが，筆者は浅側頭静脈を中枢側へ辿ることで，下顎後静脈の表層を交差する顔面神経分枝を最初に同定する方法を好んで用いている．その後，咬筋神経と縫合する頬骨枝を頬骨弓の下 1～2 cm 程度の位置で同定するとともに，顔面神経を本幹から下行枝までを露出しておく．

　咬筋神経は色々な位置同定法があるが，下顎切痕と頬骨弓でつくる骨欠損部の中で咬筋深層上を前下方に走行しているので，触診でこの骨欠損部を確認しながら，咬筋を筋線維の方向に筋鉤で分けていくことで同定できる．咬筋神経は少し末梢まで辿り，咬筋の表層近くまで翻転挙上できる長

---

* Nobutaka YOSHIOKA，〒556-0017　大阪市浪速区湊町 1-4-48　富永病院頭蓋顔面外科・形成外科，部長

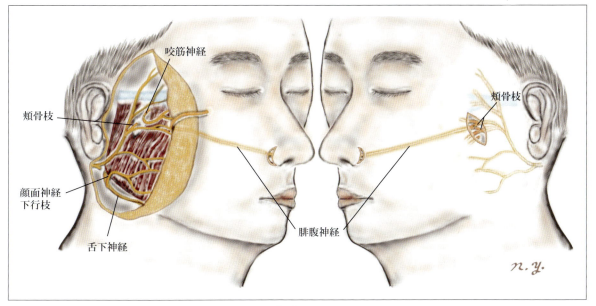

図 1. 術式のシェーマ

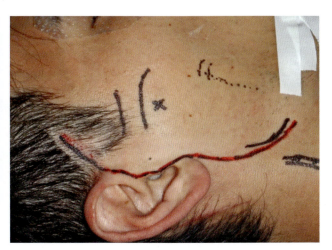

図 2. 患側の皮膚切開線
頬骨弓, 咬筋神経露出予定部位(×)を示す.

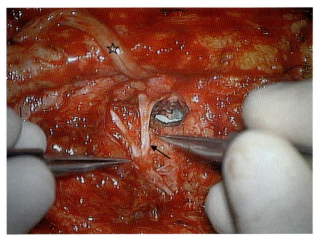

図 3. 咬筋神経と頬骨枝の縫合術野
緑のシーツ上に咬筋神経, 矢印が咬筋神経と縫合予定の頬骨枝. ☆印が皮下トンネルを通した腓腹神経

さで切離する. 咬筋神経の中枢側に分枝があった場合にはできるだけこれを温存することが望ましい. 咬筋筋線維を鈍的に分けて神経を露出する方法で術後約 30% の咬筋萎縮を CT 画像で確認しているが, 外観ではほとんど判別できない程度である. 咬筋神経と縫合する頬骨枝は頬骨弓を越えて頭側に向かう枝を含まない分枝を選ぶが, 通常頬骨弓の 1 cm 程度尾側を走行しており, この分枝を選択することで, 術後に口角挙上運動と同時に強い閉瞼運動が生じることを避けることができ

る. この分枝を咬筋神経と顕微鏡下に端々縫合する(図 3).

舌下神経は下顎角部で顎二腹筋後腹を同定し, これを前方へ牽引することで, 頸動脈の分岐部の表層で同定する. 舌下神経にはその直径のおよそ 30~40% までの切開を加える. 顔面神経下行枝との縫合はできるだけ直接端側縫合を行うが, 下行枝からの頬筋枝の分枝形態によっては, 舌下神経に届かないため, その場合には間に神経移植を行う.

ここでは頬筋枝を温存することが重要であり,

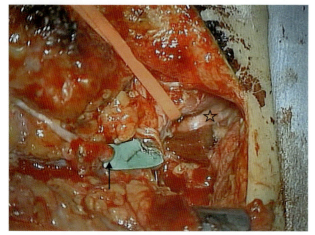

図 4. 舌下神経と下行枝の縫合術野
赤い血管テープで顎二腹筋後腹を前方に牽引. 緑のシーツ上に顔面神経下行枝(矢印). 舌下神経は綿花で持ち上げている(☆印). 本例では間に神経移植を介在させた.

そうすることで下口唇だけでなく上下口唇全体の筋緊張やある程度の口角部の運動の回復が可能となる(図4).

交叉神経移植術に用いる健側の顔面神経は, 頬骨弓の前方端で頬骨弓の1cm程度尾側を中心に皺に沿った2cm長の切開を加えて露出する(図5). 通常顔面横動脈と伴走している頬骨枝が同定できることが多い. 神経刺激によって口角挙上運動を確認し, できるだけ同時に下眼瞼の動きのない枝でかつ口輪筋が動かない分枝を選択する. ま

た同じ動きを支配する分枝を必ず1本は同定し温存する. 次に皮下トンネルを両側の鼻翼基部に中継となる小切開を加えて作成してから, 腓腹神経を採取する. 腓腹神経は患側の下腿部屈側からその長軸方向に数か所の切開を加え, およそ25cmの長さで採取し, 中枢と末梢を翻転して用いる. 移植神経を皮下トンネルに通した後に, 健側の頬骨枝と腓腹神経の末梢端を顕微鏡下に端々縫合し(図6), 患側の腓腹神経断端は耳前部皮下にナイロン糸でマーキングして留置する.

通常これらの操作の中で顕微鏡下の神経縫合は最後にまとめて行っている.

＜二期的神経縫合＞

通常 Tinel sign が健側の耳前部に到達する6〜8か月後に行う. 初回手術と同様に患側の耳前部切開を行い皮下で剥離し, まずマーキングした腓腹神経の断端を同定する. この神経を損傷しないように, 耳下腺前縁付近まで皮下の層で剥離し, 初回手術で剥離していない頬骨枝の末梢側を露出する. すでに咬筋神経によって神経支配されている頬骨枝は神経刺激装置で良好な口角挙上運動が確認できるので, いくつかの分枝を同定した後, そのうちの1本のみを残し, 腓腹神経と端々縫合を行う.

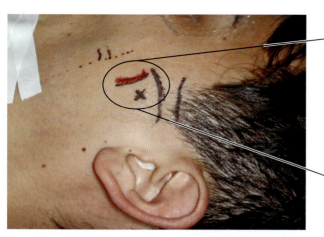

図 5. 健側の皮膚切開線
頬骨弓の前縁で弓より1cm程度尾側を中心に2cm長の切開を加える.

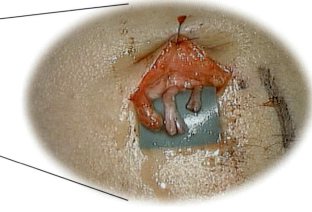

図 6. 健側の頬骨枝と腓腹神経の縫合術野
右の2本が顔面神経頬骨枝, 左端の神経が腓腹神経

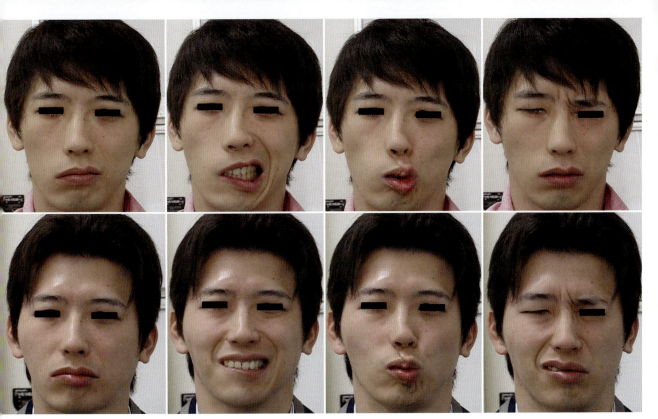

a	b	c	d
e	f	g	h

図 7. 術前術後顔貌

a：術前安静時
b：術前「イー」発声時
c：術前「ウー」発声時
d：術前強閉瞼時
e：術後安静時
f：術後「イー」発声時
g：術後「ウー」発声時
h：術後強閉瞼時．咬合することで頬部から下眼瞼が少し挙上している．

症例

32歳，男性

右聴神経腫瘍摘出術後の顔面神経麻痺．発症から7か月で手術を行った．術前の針筋電図では，前頭部と眼瞼部でわずかに活動電位がみられたが筋収縮はなく，他の部分では全く電位は見られず弛緩性麻痺であった．二期的神経縫合術後1年で咬合することなく口角挙上運動が可能となり，「イー」発声時の口唇の対称性も改善している．また咬合することで下眼瞼側の眼輪筋収縮が得られることで閉瞼の補助となっている（図7）．

考察

1．神経移行術の神経力源

顔面神経麻痺に対する神経移行術において神経力源となる運動神経は，舌下神経，咬筋神経，健側の顔面神経が主なものである．舌下神経は40％程度までの部分切離の場合には，ほとんど舌の麻痺は生じないとされている[4]．また咬筋神経は咬筋深層の表層を走行する部分で切離して用いられるが，やはり機能的な障害は起こらず萎縮変化も軽度であり目立たないとされている[5~7]．そして舌下神経と咬筋神経はともに強い神経力源であるが，大きな違いは安静時の筋緊張の回復が舌下神経において優れている[2)8)]が，咬筋神経では安静時

の筋緊張の回復はあまり期待できないことがわかってきた[9].

一方健側の顔面神経は交叉神経移植によって患側の顔面神経と縫合されるが，縫合部位が2か所になることや長い移植神経を介在することなどから，力源としての効果は限定的とされている[2]. 近年トロント大学から一時的に患側の眼窩下神経を移植神経に縫合することで移植神経のシュワン細胞の萎縮を防ぐという工夫が報告されている[10]が，それによる効果は今のところ不明である．よって現時点では健側の顔面神経の使用は舌下神経や咬筋神経による神経移行術の補助的な役割と考えるのが妥当である．筆者もこれまでに舌下神経や咬筋神経を用いた神経移行術に交叉神経移植術を併用してきたが，健側と同調した動きの再建は限定的であり，今後の課題であると考えている．

2．神経移行術の歴史と最近の術式

歴史的に神経移行術はおおよそ次の2つの術式群に分類される．

まず舌下神経を主な神経力源とする術式で，これに交叉神経移植を併用する術式を含める．舌下神経移行術はConleyら[11]が舌下神経を切離して顔面神経本幹と縫合する術式を報告した後に広く用いられるようになった術式である．この術式では舌の麻痺が必発であり，これを防ぐ方法として，Mayら[12]が舌下神経を部分切離し顔面神経本幹との間に神経移植する術式を報告した．しかしこの術式は移植神経を介在することで表情筋の回復は弱くなるという欠点が報告されている[13]．そこで舌下神経をスプリットし，顔面神経と直接端々縫合する術式[14]や，部分的な乳突削開術を行い顔面神経乳様突起部を直接舌下神経に端側縫合する術式が報告[15]されている．これらの術式を文献的に比較すると，後述した神経移植を介在しない2つの術式がおそらく効果の最も高い術式であると考えられる．この術式を使った例としてTerzisのbabysitter法[4]がある．その論文中ではmastoidectomyには言及していないが，ほとんどの症例で顔面神経本幹を直接舌下神経に縫合し，届か

ない場合は舌下神経をスプリットして直接縫合すると記述されている．そして顔面神経の乳様突起部を直接舌下神経に縫合する術式は単独でもかなりの表情筋の機能回復が得られることから脳神経外科や耳鼻咽喉科領域の報告では交叉神経移植を併用しない報告も多くみられる[13)16)17]．またこの舌下神経を用いた術式のバリエーションとして神経移植を介して舌下神経と頬骨頬筋枝を縫合する術式[18]やYamamotoら[19]のネットワーク型神経再建がある．

次に咬筋神経を主な神経力源とする術式で，これに交叉神経移植を併用する術式を含める．咬筋神経移行術は歴史的にはSpira[20]による最初の報告があり，その後2000年に入ってから再び報告が増えてきた術式である．咬筋神経は当初は顔面神経本幹と縫合する術式も報告された[21)22]が，mass movementが生じると煩わしい動きとなることや安静時の筋緊張が得られにくいことなどが明らかとなり，最近では主に頬骨枝に縫合する術式に統一されてきたようである[5)6]．よってそれ以外の分枝の再建には交叉神経移植など，ほかの術式の併用が必須となる．また咬筋神経によって自然な笑いが獲得できる可能性に言及した報告[5)23]があるが，筆者がこれまでに顔面神経上行枝や頬骨枝に咬筋神経を移行した結果からは自然に笑えるようになった症例は皆無であり，少なくとも自然に笑った際に咬筋神経が働くようなcortical adaptationが起こることは成人では稀であると考えた方がよい．

上記2つの術式群以外の術式として，舌下神経と咬筋神経をそれぞれ別の顔面神経分枝の神経力源とする術式があり，これに交叉神経移植を併用する術式を含める．検索し得た限りでは麻痺後の神経移行術としてのこの術式の報告は筆者の報告[3]とBiglioliらの報告[24]がある．また，顔面神経損傷時の一期的再建においてはいくつかの報告[25)26]がある．この術式の目的は顔面神経本幹を1つの神経力源に縫合した際に生じるmass movementを少なくすることにある．筆者やBiglioli は舌下神経には顔面神経の下行枝を縫合している．これによって安静時の口唇の対称性を改善することが可能である．また筆者は咬筋神経を頬骨枝に縫合することによって随意の口角挙上運動の獲得を目的とし，交叉神経移植はより自然な健側と同調した動きの獲得を目的として頬骨枝の分枝間に併用している．一方 Biglioli らは咬筋神経を上行枝全体に縫合しているので，口角挙上運動に際して閉瞼運動が生じる可能性が危惧される．ただし筆者の方法では，こういった mass movement が生じない代わりに，眉毛挙上や上下眼瞼の修正術が必要となる．

3．今後の展望

咬筋神経移行術では安静時の筋緊張が得られにくいことが明らかとなり，咬筋神経は主に口角挙上運動の再建のみに用いられる傾向にある．そこでそれ以外の分枝の再建として咬筋神経移行術に加えて舌下神経を別の分枝に縫合する複合神経移行術は1つの選択肢となり得ると考えている．しかし例えば顔面神経本幹を直接舌下神経へ端側縫合する術式は，術後に mass movement を生じるものの表情筋全体の機能回復が良好であることから，前述したように脳外科や耳鼻咽喉科領域ではよく用いられている術式である．したがってこれに交叉神経移植を併用する術式などとの比較，検討が今後必要であると考えている．もちろん前述したように交叉神経移植の効果を高める工夫も課題である．

最後に，麻痺といっても部分的に筋緊張の残っている場合など症例によって違いがある．個々の麻痺の状態に合わせて，利用できる神経力源の前述したような利点・欠点を考えた術式の選択が最も大切であると考えている．

まとめ

顔面神経麻痺に対する新たな神経力源として咬筋神経を頬骨枝に，舌下神経を下行枝に縫合し，随意の口角挙上運動と口唇部の対称性を改善させる複合神経移植術について報告した．この術式では咬筋神経や舌下神経単独の神経力源では起こり得る mass movement を少なくすることが可能である．さらに交叉神経移植の併用で健側と同調した自然な笑いの再建が今後の課題である．

参考文献

1) Terzis, J. K., Konofaos, P.：Nerve transfers in facial palsy. Facial Plast Surg. 24：177-193, 2008.
   Summary 健側の顔面神経分枝を選択する際の Terzis rule が記述されている．

2) Robey, A. B., Snyder, M. C.：Reconstruction of the paralyzed face. Ear Nose Throat J. 90：267-275, 2011.

3) Yoshioka, N.：Differential reanimation of the midface and lower face using the masseteric and hypoglossal nerves for facial paralysis. Operative Neurosurg. Published online 2017 Oct 27（doi：10.1093/ons/opx217）.

4) Terzis, J. K., Tzafetta, K.：The "Babysitter" procedure：minihypoglossal to facial nerve transfer and cross-facial nerve grafting. Plast Reconstr Surg. 123：865-876, 2009.
   Summary Babysitter 法の原法が記述されている．

5) Klebuc, M. J. A.：Facial reanimation using the masseteric-to-facial nerve transfer. Plast Reconstr Surg. 127：1909-1915, 2011.
   Summary 咬筋神経を用いた神経移行術の代表的な論文．

6) Hontanilla, B., et al.：Masseteric nerve for reanimation of the smile in short-term facial paralysis. Br J Oral Maxillofac Surg. 52：118-123, 2014.

7) Yoshioka, N.：Masseter Atrophication after Masseteric Nerve Transfer. Is It Negligible? Plast Reconstr Surg Glob Open. 4：e692-e693, 2016.

8) Kochhar, A., et al.：Transposition of the intratemporal facial to hypoglossal nerve for reanimation of the paralyzed face：The Ⅶ to Ⅻ transposition technique. JAMA Facial Plast Surg. 18：370-378, 2016.

9) Chen, G., et al.：Symmetry restoration at rest after masseteric-to-facial nerve transfer：Is it as efficient as smile reanimation? Plast Reconstr Surg. 140：793-804, 2017.

Summary　咬筋神経移行術では安静時の筋緊張の回復がよくないことを報告した論文．

10) Catapano, J., et al. : Cross-face nerve grafting with infraorbital nerve pathway protection : Anatomic and histomorphometric feasibility study. Plast Reconstr Surg Glob Open. **4** : e1037-e1040, 2017.

Summary　交叉神経移植片のシュワン細胞の萎縮を防ぐため眼窩下神経と縫合する術式の予備的な報告．

11) Conley, J., Baker, D. : Hypoglossal-facial nerve anastomosis for reinnervation of the paralyzed face. Plast Reconstr Surg. **63** : 63-72, 1979.

12) May, M., et al. : Hypoglossal-facial nerve interpositional-jump graft for facial reanimation without tongue atrophy. Otolaryngol Head Neck Surg. **104** : 818-825, 1991.

13) Socolovsky, M., et al. : Treatment of complete facial palsy in adults : comparative study between direct hemihypoglossal-facial neurorrhaphy, hemihipoglossal-facial neurorrhaphy with grafts, and masseter to facial nerve transfer. Acta Neurochir (Wien). **158** : 945-957, 2016.

14) Hayashi, A., et al. : Hemihypoglossal nerve transfer for acute facial paralysis. J Neurosurg. **118** : 160-166, 2013.

15) Sawamura, Y., Abe, H. : Hypoglossal-facial nerve side-to-end anastomosis for preservation of hypoglossal function : results of delayed treatment with a new technique. J Neurosurg. **86** : 203-206, 1997.

Summary　乳突部顔面神経を直接舌下神経に端側縫合する術式のオリジナル論文．

16) Martins, R. S., et al. : Hemihypoglossal-facial neurorrhaphy after mastoid dissection of the facial nerve : results in 24 patients and comparison with the classic technique. Neurosurg. **63** : 310-317, 2008.

17) Beutner, D., et al. : Hypoglossal-facial-jump-anastomosis without an interposition nerve graft. Laryngoscope. **123** : 2392-2393, 2013.

18) Ueda, K., et al. : Combination of hypoglossal-facial nerve jump graft by end-to-side neurorrhaphy and cross-face nerve graft for the treatment of facial paralysis. J Reconstr Microsurg. **23** : 181-187, 2007.

19) Yamamoto, Y., et al. : Surgical rehabilitation of reversible facial palsy : facial-hypoglossal network system based on neural signal augmentation/neural supercharge concept. J Plast Reconstr Aesthet Surg. **60** : 223-231, 2007.

20) Spira, M. : Anastomosis of masseteric nerve to lower division of facial nerve for correction of lower facial paralysis. Preliminary report. Plast Reconstr Surg. **61** : 330-334, 1978.

21) Coombs, C. J., et al. : Masseteric-facial nerve coaptation—an alternative technique for facial nerve reinnervation. J Plast Reconstr Aesthet Surg. **62** : 1580-1588, 2009.

22) Faria, J. C. M., et al. : Facial reanimation with masseteric nerve. Ann Plast Surg. **64** : 31-34, 2010.

23) Hontanilla, B., Cabello, A. : Spontaneity of smile after facial paralysis rehabilitation when using a non-facial donor nerve. J Craniomaxillofac Surg. **44** : 1305-1309, 2016.

24) Biglioli, F., et al. : Triple innervation for re-animation of recent facial paralysis. J Craniomaxillofac Surg. Published online 2018 (doi 10.1016/j.jcms.2018.02.014)

25) Dayan, E., et al. : Combined nerve to masseter and mini-hypoglossal nerve transfers in the oncologic patient with proximal facial nerve sacrifice : maximizing reliability and minimizing synkinesis in the primary setting. Plast Reconstr Surg. **132** : 120-121, 2013.

26) Tomita, K., et al. : Differential reanimation of the upper and lower face using 2 interpositional nerve grafts in total facial nerve reconstruction. Plastic Reconstr Surg Glob Open. **3** : e544-e547, 2015.

ここからスタート！ 睡眠医療を知る
－睡眠認定医の考え方－

好評書籍

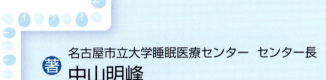

著　名古屋市立大学睡眠医療センター　センター長
中山明峰

2017年6月発行
定価（本体価格 4,500円＋税）
B5判　136頁

睡眠医療に興味があるすべての方へ！

眠れないから睡眠薬を処方する。果たしてそれが睡眠医療と言えるのか？
睡眠認定医 中山明峰先生の睡眠医療のノウハウをこの一冊に凝縮！
睡眠のメカニズムから、問診、検査、治療計画、睡眠薬処方、さらには中日新聞にて掲載されたコラム50編もすべて収録。
イラストレーター 中山信一氏のほのぼのとしたイラストを交えたすべての睡眠医療初学者に向けた一冊です。

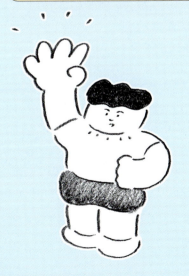

目　次
ステップ1　ここからはじめる睡眠医療
　問診とアンケートのとり方
ステップ2　睡眠検査を学ぶ
　1．睡眠脳波／2．PSG／3．携帯型睡眠検査
ステップ3　睡眠の仕組みを知る
　1．総論／2．不眠症と不眠障害
ステップ4　睡眠治療を実践する
　1．不眠に対する睡眠関連薬／2．睡眠関連呼吸障害群の診断／3．睡眠関連呼吸障害群の治療／
　4．その他の疾患

全日本病院出版会
〒113-0033　東京都文京区本郷 3-16-4　Tel：03-5689-5989
http://www.zenniti.com　　　　　　　　　Fax：03-5689-8030

◆特集／顔面神経麻痺治療のコツ

顔面神経麻痺動的再建術に不可欠な3タイプの神経再生様式の選択と使い方
—麻痺表情筋と遊離移植筋への神経再生の促進を目指して—

渡辺　頼勝*

Key Words：顔面神経麻痺(facial paralysis)，動的再建(facial reanimation)，神経再支配(neurotization)，遊離筋肉移植術(free muscle transfer)，二重神経支配(dual innervation)

Abstract　顔面神経麻痺の動的再建治療には，表情筋に活動性が残存している時期に行う早期治療と表情筋が廃用性萎縮した時期の陳旧性麻痺治療があり，治療方法が全く異なる．多くの場合，前者には神経縫合術，後者には遊離筋肉移植術が適応となるが，こうした顔面神経動的麻痺再建では，以下3つのタイプの神経再生様式の理解とその適応が重要である．タイプ1は，麻痺した表情筋または移植筋の支配運動神経に顔面神経または咬筋運動神経などを神経縫合して神経再生を図る方法である．タイプ2は，運動神経の末梢断端を麻痺表情筋または移植筋の筋体内に直接縫合して神経再生を図る方法である．タイプ3は，隣接する正常筋肉と麻痺した筋肉との直接接触により神経再生を図る方法である．今後，顔面神経麻痺動的再建術の治療成績の向上のためには，これら3つのタイプの神経再生様式の有用性と特徴を考慮した上で，既成概念にとらわれることなく，これら3つのタイプを積極的に融合していく必要がある．

はじめに

　顔面神経麻痺の動的再建治療には，表情筋に活動性が残存している時期に行う治療と脱神経期間が長期に及んだために表情筋が廃用性萎縮した時期すなわち陳旧性麻痺に行う治療がある．前者の典型例は，外傷や腫瘍摘出に伴う神経断裂・欠損に対して行われる治療であり，神経縫合術，神経再生誘導術，神経移植術などが選択され，麻痺表情筋への神経再支配が図られる．一方後者では，遊離筋肉移植術[1]，側頭筋移行術[2]などが選択される．特に，遊離筋肉移植術では，移植筋への神経再生がその成功の大きなカギとなる．
　本稿では，筆者の行っている動的再建術に不可欠な3種類の神経再生様式[3]の選択と使い方について解説する．

麻痺表情筋・移植筋の神経再生様式の分類

　顔面神経麻痺再建における麻痺表情筋ならびに移植筋への神経再生様式を以下の3つのタイプに分類している（表1）．

神経再生様式タイプ1：Nerve-to-nerve neurotization（図1）

　麻痺した表情筋または移植筋の支配運動神経に顔面神経または咬筋運動神経などを end-to-end や end-to-side で神経縫合して神経再生を図る方法である．従来の顔面神経再建において最もよく用いられるスタンダードな方法であり，適切な神経縫合手技が行われれば安定した神経再生が期待できる．

---

* Yorikatsu WATANABE，〒164-8541　東京都中野区中野4丁目22-1　東京警察病院形成外科・美容外科，医長

表 1. 麻痺表情筋・移植筋の神経再生様式の分類[3]

タイプ	定 義	神経再生強度
1	神経同士の縫合による神経再生 Nerve-to-nerve neurotization	強
2	運動神経末梢断端の筋体内への直接縫合による神経再生 Nerve-to-muscle neurotization Direct intra-musclar neurotization	中
3	隣接する正常筋肉との直接的接触による神経再生 Muscle-to-muscle neurotization Muscular neurotization	弱

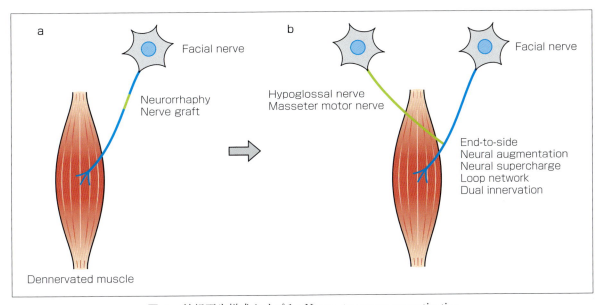

図 1. 神経再生様式タイプ 1：Nerve-to-nerve neurotization
a：神経断端同士の神経縫合（neurorrhaphy），神経欠損部への神経移植（nerve graft）時の神経断端同士の神経縫合などが含まれる．
b：端側縫合（end-to-side），neural augmentation/neural supercharge，ループ型再建（loop network），二重神経支配（dual innervation）の際の主要神経力源の神経縫合などが含まれる．

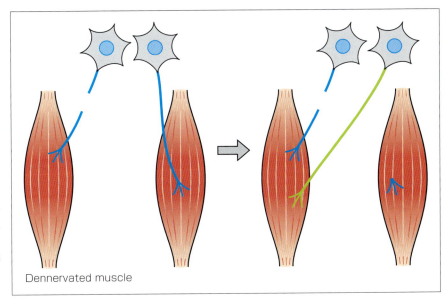

図 2.
神経再生様式タイプ 2：Nerve-to-muscle neurotization/Direct intra-muscular neurotization
運動神経末梢側断端から麻痺筋体内への直接的な神経再生

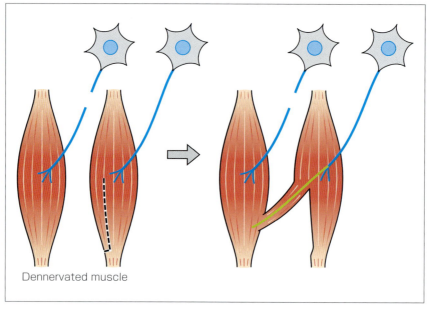

図 3.
神経再生様式タイプ 3：Muscle-to-muscle neurotization／Muscular neurotization
正常な筋肉と麻痺筋の直接的接触／collateral sprouting による神経再生

神経再生様式タイプ 2：Nerve-to-muscle neurotization/Direct intra-musclar neurotization（図 2）

1912 年 Heineke により報告された方法[4]で，運動神経の末梢断端を麻痺表情筋または移植筋の筋体内に直接縫合して神経再生を図る方法[5]である．Terzis は小児症例でのこの方法の有用性について報告している[6]．筋肉の支配運動神経断端に，直接中枢側からの神経断端の縫合が困難な場合，すなわちタイプ 1 による神経再建が困難な場合に用いられる方法である．期待される神経再生は，タイプ 1 による神経再生よりも，弱い可能性がある．

神経再生様式タイプ 3：Muscle-to-muscle neurotization/Muscular neurotization（図 3）

神経支配を受けている正常筋肉と麻痺した筋肉の直接的接触により正常筋肉側より神経再生を図る方法である．もとは，顔面の表情筋以外の筋である三叉神経運動神経支配の咬筋や側頭筋の一部を，麻痺表情筋の上に移行することで，筋肉同士の直接接触により神経線維の collateral sprouting が起こり，麻痺表情筋に神経再生が起こるとして報告された[8)9)]．タイプ 1 とタイプ 2 による神経再建が困難な場合に用いられる方法であり，筆者が 2009 年に報告した Dual innervation method において一部採用されている神経再生様式でもある[10]．期待される神経再生は，タイプ 1 とタイプ 2 と比較して，筋肉の接触面積に依存する傾向があるため弱く不安定な可能性がある．

症例提示

神経再生様式タイプ 1 の症例（図 4）

65 歳，女性．左顔面神経側頭枝麻痺
2 週間前に転倒し，左眉毛上外側部挫創受傷．近医にて初療を受けるも，左眉毛下垂のため当院紹介．左顔面神経側頭枝断裂との診断にて手術施行した．左側頭枝の挫滅断裂を認め，神経 7 mm 欠損が生じたため左前腕皮神経移植（タイプ 1：end-to-end）にて再建した．術後 8 か月，左眉毛挙上機能はほぼ改善した．

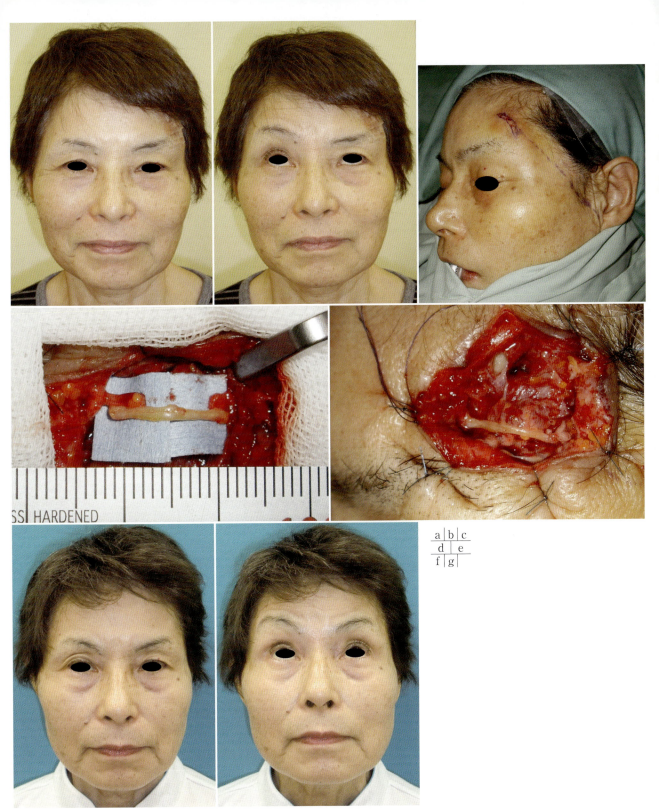

図 4. 神経再生様式タイプ 1 の症例：65 歳，女性．2 週間前に転倒し，左眉毛上外側部挫創受傷
a：術前安静時．左眉毛下垂を認める．
b：術前．左眉毛挙上不能
c：手術時．顔面神経側頭筋枝と眉毛外側挫創部の関係
d：前腕内側皮神経を採取し 7 mm の自家神経移植術（タイプ 1）を施行
e：術後 8 か月安静時．眉毛位置の左右差は目立たない．
f：術後 8 か月．左眉毛挙上は回復した．

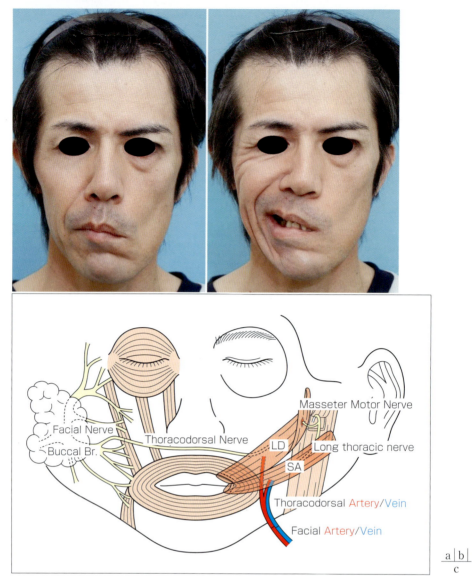

図 5-a～c．神経再生様式タイプ2の症例：48歳，男性．陳旧性完全型左顔面神経麻痺
a：術前安静時．左右の非対称性は顕著である．
b：術前笑い時．左右の非対称性はさらに悪化している．
c：健側顔面神経と患側咬筋運動神経からの二重神経支配による笑いの一期的遊離広背筋-前鋸筋連合筋弁移植術の術式シェーマ

神経再生様式タイプ2の症例（図5）

48歳，男性．陳旧性完全型左顔面神経麻痺

左顔面神経鞘腫摘出術後の陳旧性完全麻痺に対して，健側顔面神経と患側咬筋運動神経からの二重神経支配による自然で確実な笑いの一期的遊離広背筋-前鋸筋連合筋弁移植術を施行した[7]．この術式では，広背筋は，健側顔面神経と患側咬筋運動神経からの二重神経再支配を受けている．ここでは，健側顔面神経からの神経再生様式は，胸背神経への神経同士の直接縫合によるタイプ1，患

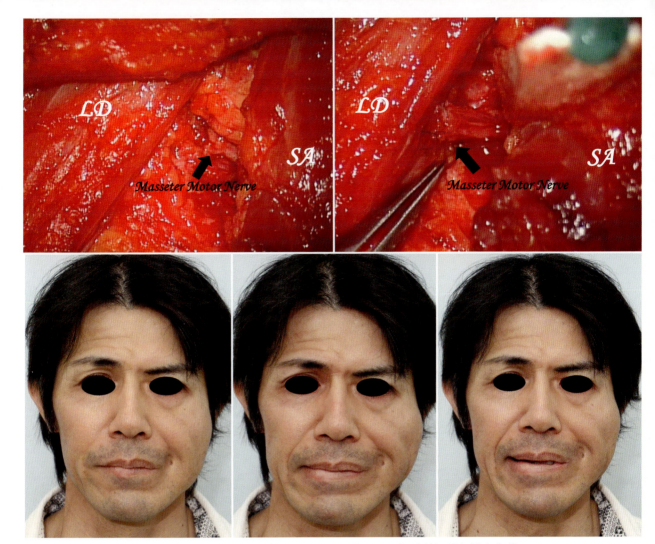

図 5-d〜h. 神経再生様式タイプ 2 の症例：48 歳，男性．陳旧性完全型
左顔面神経麻痺

d：麻痺側咬筋運動神経の広背筋体内神経縫合．広背筋にはさらに麻痺側咬筋運動神経分枝
（Masseter motor nerve）を筋体内に直接縫合する前．LD：広背筋，SA：前鋸筋　黒矢印：咬筋運動神経

e：麻痺側咬筋運動神経の広背筋体内神経縫合．広背筋にはさらに麻痺側咬筋運動神経分枝を
筋体内に直接縫合した後．LD：広背筋，SA：前鋸筋　黒矢印：咬筋運動神経

f：術後 14 か月安静時．左右の対称性は保たれている．

g：術後 14 か月微笑時．左右の鼻唇溝形態のバランスがとれている．

h：術後 14 か月開口笑い時．左口角挙上はまだ術後 14 か月のためやや弱いが，二方向性に挙
上されているため左右の鼻唇溝形態のバランスがとれており自然である．

側咬筋運動神経からの神経再生様式は，咬筋運動神経分枝断端を広背筋体内に直接縫合するタイプ 2 の組み合わせから成り立つ．一方，前鋸筋への神経再生様式は，長胸神経と咬筋運動神経分枝との直接縫合によるタイプ 1 である．術後 14 か月，左口角二方向性に挙上されているため左右の鼻唇溝形態のバランスのとれた自然な笑いによる笑いの表情が再建された．

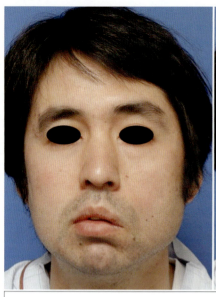
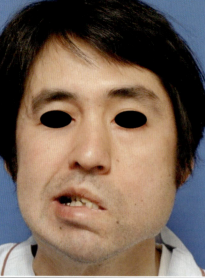
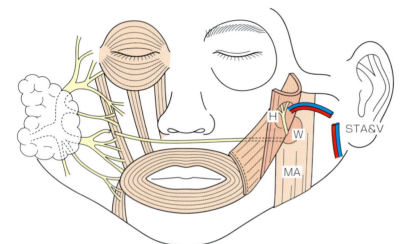
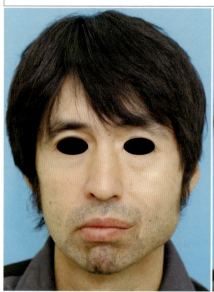
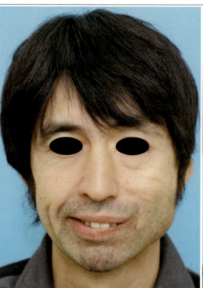
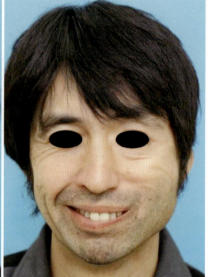

図 6.
神経再生様式タイプ 3：Muscular neurotization の症例：37 歳，男性．左聴神経腫瘍切除術後，陳旧性完全型顔面神経麻痺
 a：術前安静時．左右の口角の非対称性は顕著である．
 b：術前笑い時．左右の非対称性はさらに悪化している．
 c：健側顔面神経と患側咬筋運動神経からの二重神経支配による笑いの一期的遊離広背筋移植術の術式シェーマ．H：胸背神経が広背筋へ入っていく部分，W：咬筋筋膜を切除して開窓した部分，MA：咬筋，STA & V：浅側頭動静脈
 d：術後 6 年安静時．左右の非対称性は目立たない．
 e：術後 6 年微笑時．比較的左右の口角バランスは保たれている．
 f：術後 6 年笑い時．左口角の挙上方向は広背筋収縮のみによる一方向であるため，鼻唇溝形態に左右差が生じているが，口角挙上は良好である．

神経再生様式タイプ3の症例

37歳，男性．陳旧性完全型左顔面神経麻痺（図6）

左聴神経腫瘍切除術後の陳旧性完全麻痺に対して，健側顔面神経と患側咬筋運動神経からの二重神経支配による笑いの一期的遊離広背筋移植術[10]を施行した．この術式の二重神経再支配では，健側顔面神経からの神経再生様式は，胸背神経への神経同士の直接縫合によるタイプ1であり，患側咬筋運動神経からの神経再生様式は，咬筋と広背筋の筋肉同士の接触によるタイプ3の組み合わせから成り立つ．術後6年，左口角は一方向のみに挙上されているため左右の鼻唇溝形態には左右差があるものの，自然な笑いによる笑いの表情が再建された．

考察

筆者は，形成外科・美容外科専門医として陳旧性顔面神経麻痺に対する自然な笑いの再建には，特別なリハビリテーションを必要としない顔面神経を主要神経力源とすることに一貫してこだわってきた．その中で，従来のタイプ1による移植筋への神経再生が不十分なことが原因と考えられる移植筋の収縮不足を経験し，その改善方法として，2009年にDual innervation法を報告した[10]．この方法では，移植広背筋の運動神経である胸背神経には，主要神経力源としては健側顔面神経をタイプ1によるend-to-endで縫合し，咬筋運動神経を使用する際には，咬筋運動神経が主要神経力源にならないように神経再生方法については留意した．すなわち，患側咬筋運動神経は，神経力源として強すぎることのないあくまでも補助的な役割と考え，健側顔面神経の胸背神経内の神経再生を障害しないように，咬筋運動神経は咬筋と移植広背筋同士を直接的に接触させあえて主要神経力源とは別ルートとして神経再生を行うタイプ3の神経支配を採用した．

これにより自然に笑う際に口角挙上不足が生じる場合には，さらには噛みを意識することで咬筋運動神経を介した移植筋への更なる収縮が得られる術式として．また，この術式では，移植筋は噛み動作で術後3か月から収縮が認められるため，従来法では健側顔面神経からの神経支配を受ける6か月以上かかることで，この脱神経期間に生じていた筋萎縮を最小限にすることが可能であり，ベビーシッター的役割も期待できる．

この報告以来，Dual innervation法による動的再建の報告が相次いでなされ，従来の顔面神経のみを神経力源にしていた動的再建に比べ，より早期（術後3か月）の移植筋収縮と整容的笑いの改善が得られ，新しい術式の開発に繋がっている[11]~[13]．

最近，筆者はこれまでのDual innervation法の経験を踏まえて，移植広背筋への二重神経支配において，咬筋運動神経を原法の移植広背筋と咬筋の筋肉同士の接触によるタイプ3から移植広背筋内に咬筋運動神経の細い分枝断端を直接縫合するタイプ2に変更した[7]．これは，タイプ3による移植筋への神経再生がやや不安定で弱い傾向にあったためである．このタイプ2に変更したことで，移植広背筋は健側顔面神経からの神経再生を障害されることなく患側咬筋運動神経からの適度な神経再生をより獲得しやすくなったと考えられる．ただし，咬筋運動神経は神経再生能が健側顔面神経に比べて高いという神経力源としての優位性を考慮し，使用する咬筋運動神経は細い分枝を選択し，ここでも移植筋への支配神経とは別の経路からの神経再支配を図っている．

今後，顔面神経麻痺動的再建術の治療成績の向上のためには，これら3つのタイプの神経再生様式の有用性と特徴を考慮した上で，既成概念にとらわれることなく，積極的に融合していく必要がある．

まとめ

顔面神経麻痺動的再建術の治療成績向上には，従来の神経-神経の神経再生タイプ1に加えて神経-筋肉の神経再生タイプ2，筋肉-筋肉の神経再生タイプ3を積極的に融合する必要がある．

参考文献

1) Harii, K., et al.：One-stage transfer of the latissimus dorsi muscle for reanimation of a paralyzed face：a new alternative. Plast Reconstr Surg. **102**：941-951, 1998.
2) Labbé, D., et al.：A comprehensive approach to long-standing facial paralysis based on lengthening temporalis myoplasty. Acta Otorhinolaryngologica Italica. **32**：145, 2012.
3) Watanabe, Y.：Classification and Terminology of Facial Nerve Reconstruction："Neurotization" & "Bypass Graft"［Japanese］. Facial N Res Jpn. **32**：51-52, 2012.
   Summary　本稿で取り上げた3タイプの神経再生様式の論文.
4) Heineke, H.：Die direkte Einpflunzung der Nerven in den Muskel. Zentralbl Chir. **41**：465-466, 1912.
5) Becker, M., et al.：Refinements in nerve to muscle neurotization. Muscle Nerve. **26**：362-366, 2002.
6) Terzis, J. K., et al.：Outcomes of direct muscle neurotization in pediatric patients with facial paralysis. Plast Reconstr Surg. **124**：1486-1498, 2009.
7) Watanabe, Y., et al.：One-Stage bidirectional facial reanimation of established facial paralysis using free latissimus dorsi-serratus anterior combined muscle transfer with dual innervation for improving the quality of smile. 13th International Facial Nerve Symposium, Hollywood, Los Angels, 4 August, 2017.
   Summary　遊離広背筋-前鋸筋連合筋弁移植によるDual innervation変法の最新報告.
8) Adour, K. K., et al.：Trigeminal neurotization of paralyzed facial musculature. Modification of the Lexer-Rosenthal surgical procedure. Arch Otolaryngol. **105**：13-16, 1979.
9) Conley, J.：Mimetic neurotization from masseter muscle. Ann Plast Surg. **10**：274-283, 1983.
10) Watanabe, Y., et al.：Dual innervation method using one-stage reconstruction with free latissimus dorsi muscle transfer for re-animation of established facial paralysis：simultaneous reinnervation of the ipsilateral masseter motor nerve and the contralateral facial nerve to improve the quality of smile and emotional facial expressions. J Plast Reconstr Aesthet Surg. **62**：1589-1597, 2009.
    Summary　Dual innervation法の世界最初の論文.
11) Biglioli, F., et al.：Double innervation in free-flap surgery for long-standing facial paralysis. J Plast Reconstr Aesthet Surg. **65**：1343-1349, 2012.
12) Cardenas-Mejia, A., et al.：Double innervated free functional muscle transfer for facial reanimation. J Plast Surg Hand Surg. **49**：183-188, 2015.
13) Uehara, M., Shimizu, F.：The Distal Stump of the Intramuscular Motor Branch of the Obturator Nerve Is Useful for the Reconstruction of Long-Standing Facial Paralysis Using a Double-Powered Free Gracilis Muscle Flap Transfer. J Craniofac Surg. **29**：476-481, 2018.

◆特集/顔面神経麻痺治療のコツ

眼瞼周囲の病的共同運動・拘縮に対する外科的治療

松田　健*

Key Words：顔面神経麻痺(facial palsy)，病的共同運動(facial synkinesis)，顔面拘縮(facial contracture)，眼輪筋減量(orbicularis reduction)，外科的治療(surgical treatment)

Abstract　顔面神経麻痺後の病的共同運動・顔面拘縮に対する外科的治療はいまだ広く行われてはおらず，ボツリヌス毒素の使用，バイオフィードバック法を用いたリハビリテーションなどの非手術的治療と比較しても現時点では一般的な治療であるとは言い難いが，局所麻酔下に行える形成外科的手技(眉毛挙上術，上眼瞼形成術，挙筋前転術，眼輪筋減量術)を組み合わせることで効果的な治療を行うことができる．外科的治療を行うにあたっては完全麻痺例とは症状が異なること，そしてその症状に対して求められる手術が異なるということを十分に理解し，適切な術式を選択・組み合わせる必要がある．これらの外科的治療における自覚症状の改善率は高いが，その改善度を House-Brackmann 法や柳原 40 点法，Sunnybrook 法など，従来の顔面神経麻痺のスコアを用いて正しく評価することは困難である．新たな客観的・定量的評価法の確立が今後の課題である．

はじめに

　形成外科領域で扱う顔面神経麻痺の殆どは陳旧性・非回復性であるが，急性期の顔面神経麻痺の治療成績の改善や小脳橋角部腫瘍治療の低侵襲化などにより，陳旧性の完全麻痺例は減少傾向にあると思われる．顔面神経麻痺の原因は多岐にわたるが，そのうち Bell 麻痺と Hunt 症候群が約 70% を占める[1]こと，これらがその後，陳旧性の完全麻痺となることは稀であることなどを考慮すると，陳旧性・非回復性顔面神経麻痺の症例群において完全麻痺例の割合はむしろ少なく，病的共同運動を伴う不全麻痺例がより多くの割合を占めることになる．

　病的共同運動・顔面拘縮を伴う不全麻痺とは顔面神経麻痺の発症後ある程度の回復が得られたものの，顔面神経麻痺発症前とは異なる異常な動き(病的共同運動)や拘縮(顔面のひきつれ・こわばり)が後遺症として残った状態を指す．代表的な症状は「イー」や「ウー」の動きをした時に麻痺側のみ一緒に閉瞼してしまうことや，安静時における顔面の拘縮(頬骨筋や上唇挙筋の拘縮による深い鼻唇溝や眼輪筋の拘縮による瞼裂の狭小化)などが挙げられる．これらの症状に対してはボツリヌス毒素の使用，バイオフィードバック法を用いたリハビリテーション，その両者を組み合わせる方法など，非手術的治療の有効性が報告されている[2)~4)]が，外科的治療はいまだ広く行われているとは言い難い．

　顔面神経麻痺後の病的共同運動・顔面拘縮に対する外科的治療を行うにあたっては完全麻痺例とは症状が異なること，そしてその症状に対して求められる再建手術が異なるということを十分に理解し，適切な術式を選択・組み合わせる必要がある．

　本稿では我々の行っている眼瞼周囲の病的共同運動・顔面拘縮に対する外科的治療について述べる．

---

* Ken MATSUDA，〒951-8520　新潟市中央区旭町通一番町 754 番地　新潟大学医学部形成外科，教授

	完全麻痺	不全麻痺 （病的共同運動を伴う）
	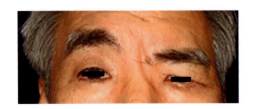	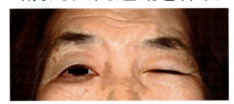
1. 眉毛下垂	++	+～±
2. 上眼瞼皮膚弛緩	++	±～-
3. 麻痺性兎眼	++	±～-
4. 瞼裂狭小化	偽眼瞼下垂による （真の瞼裂狭小化ではない）	眼輪筋の拘縮、異常収縮による （真の瞼裂狭小化）

図 1．陳旧性顔面神経麻痺の完全麻痺例，病的共同運動を伴う麻痺例における眼瞼周囲の症状（文献 5 より一部改変引用）

主な症状について

陳旧性顔面神経麻痺の完全麻痺例，不全麻痺例（病的共同運動あり），各々の眼瞼周囲の一般的な症状ならびに程度を示す（図 1）[5]．

1．眉毛下垂

前頭筋麻痺に伴う眉毛下垂は完全麻痺例では顕著であるが，不全麻痺例においても前頭筋麻痺の回復もしくは拘縮は弱く，ある程度は眉毛下垂が認められることが多い．

2．上眼瞼皮膚弛緩

眼輪筋の麻痺により上眼瞼の皮膚弛緩が生じる．また，眉毛下垂によって上眼瞼の皮膚はさらに垂れ下がる．この傾向は完全麻痺例において顕著であるが，不全麻痺例では眼輪筋の拘縮が認められることも多く，上眼瞼の皮膚弛緩は比較的軽度であるか，もしくは認められないことも多い．

3．麻痺性兎眼

完全麻痺例では眼輪筋の麻痺による閉瞼不全が顕著で，下眼瞼の外反下垂と相まって麻痺性兎眼を生じることが多い．不全麻痺例では閉瞼機能は比較的保たれており，麻痺性兎眼は比較的軽度，もしくは認めないことが多い．

4．瞼裂狭小化

完全麻痺例における瞼裂の狭小化は多くの場合，弛緩した上眼瞼皮膚が瞼裂に覆い被さってくるために生じるもの（偽眼瞼下垂）であり，病的共同運動を伴う不全麻痺例での眼輪筋の異常収縮，拘縮による真の瞼裂狭小化とは区別する必要がある．

病的共同運動を有する不全麻痺例に必要な手術について（図 2）[5]

程度の差はあるが，完全麻痺例，不全麻痺例ともに眉毛を挙上する方向の手術が必要となる．そ

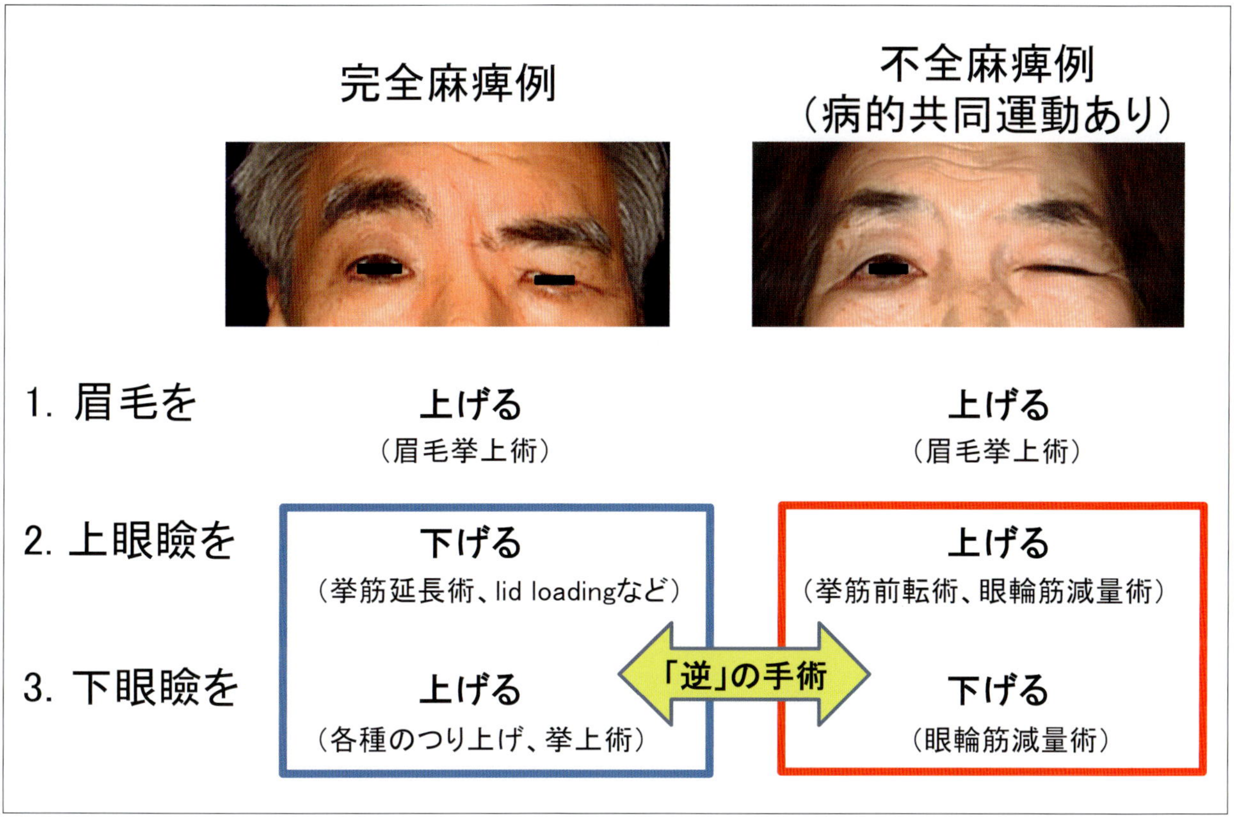

図 2. 陳旧性顔面神経麻痺の完全麻痺例，不全麻痺例（病的共同運動あり）各々に対して必要な手術（文献 5 より一部改変引用）
上・下眼瞼に関してはほぼ「逆」の手術が必要となる．

れに加えて完全麻痺例では上眼瞼を下げ，下眼瞼を挙上する方向の手術，不全麻痺例では上眼瞼を挙上し，下眼瞼を下げる方向の手術が必要となり，これにより瞼裂の拡大を図る．つまり，完全麻痺例と病的共同運動を伴う不全麻痺例では，特に上・下眼瞼に関してはほぼ「逆の手術」が必要となることに注意する．

1．眉毛に対する手術

眉毛下垂が軽度の症例や健側の額の皺があまり目立たない症例では患側の生え際の皮膚を切除することで眉毛の挙上を図る[6]．眉毛上皮膚切除により眉毛挙上を図る際には suture anchor system を用いると後戻りの少ない確実な眉毛つり上げが可能となることに加え，前頭骨膜付近の剝離が小範囲で済み，術後の額，頭頂部の知覚麻痺を少なくすることが可能である（図 3）．また，健側に眼瞼下垂を認める場合には，健側の上眼瞼挙筋前転術を行うことで左右眉毛バランスの改善が得られ

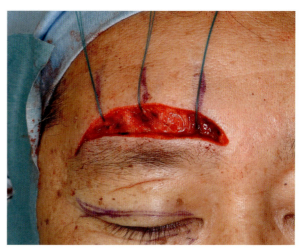

図 3. 眉毛上の皮膚を切除し，その創より前頭骨に suture anchor system を刺入し，眉毛挙上に用いる．

れば，患側の眉毛挙上術の瘢痕による整容的な問題，知覚異常の問題を回避できるため，症例によっては健側上眼瞼への手術も積極的に行うようにしている．

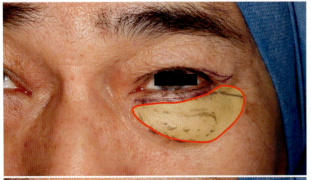
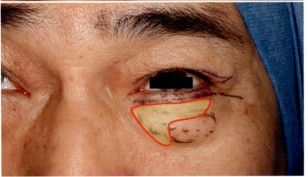
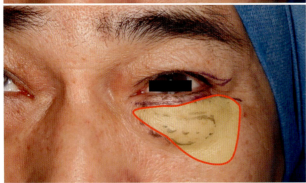

図 4.
下眼瞼眼輪筋の減量範囲
(文献 7 より一部改変引用)
　a：一般的な減量範囲
　b：動きが比較的内側に限局している場合
　c：頬から持ち上げられるような動きが強い場合は頬骨筋の付着部を含めて筋肉の減量を行う．

2．上眼瞼に対する手術

安静時においても瞼裂の左右差が目立つ症例や，「ウー」「イー」時の瞼裂狭小化の動きが上眼瞼優位の症例では上眼瞼挙筋前転術を行うことで瞼裂の拡大を図る．この際に消失した重瞼を作成したり，余剰の皮膚切除を行うことで瞼裂に覆い被さる皮膚を減少させる．拮抗筋の作用を弱める目的で切開部周辺の眼輪筋の減量を追加するが，過度の眼輪筋の減量は重瞼線の乱れや予定外の重瞼を招くことがあるために避ける．前述の通り，症例によっては健側に対しても有用である．

3．下眼瞼に対する手術

病的共同運動における「ウー」「イー」時の瞼裂狭小化は下眼瞼の挙上による影響が大きいために下眼瞼眼輪筋の減量を積極的に行う．瞼縁の 3～5 mm 程度の領域の眼輪筋は温存し，「ウー」「イー」時に強く収縮している領域を中心に眼輪筋減量範囲を決定する．動きの強い部分は症例によって差があり，下眼瞼全体に動きが見られる場合や動きが比較的内側部に限局している場合など，それぞれに応じて眼輪筋減量の範囲を調節する[7]．頬部から下眼瞼全体が押し上げられるような動きが強い場合にはより尾側の頬骨筋の付着部付近の筋肉の減量を追加する(図4)．眼輪筋減量に伴う陥凹変形を予防するために眼輪筋を減量した部分の眼窩隔膜は一部切開し，眼窩脂肪を脱出させて軟部組織の不足を充填する．

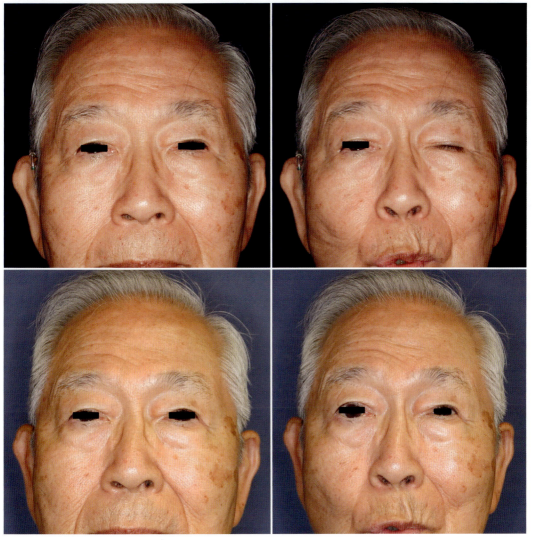

図 5. 症例 1：81 歳，男性．左眉毛挙上術＋左上眼瞼挙筋前転術＋左下眼瞼眼輪筋減量術（文献 5 より一部改変引用）
a：術前，平常時　　　　　b：術前，「ウー」時
c：術後 12 か月，平常時　d：術後 12 か月，「ウー」時

症　例

2012 年 1 月～2016 年 12 月までの期間に病的共同運動による瞼裂狭小化の主訴に対する手術を 52 例（男性 21 例，女性 31 例）に施行した．手術時年齢 3～84 歳（平均 63.9 歳），術後経過観察期間は 2～35 か月（平均 10.0 か月）であった．

代表症例提示

症例 1：81 歳，男性
現病歴：左聴神経腫瘍摘出後 8 年経過，術後 6 年の時点で前医にて眉毛上皮膚切除による眉毛挙上術を施行されるも「ウー」時の病的共同運動による瞼裂狭小化が残存するため当科受診（図 5-a，b）．眉毛上皮膚切除による左眉毛再挙上術に加え，左上眼瞼挙筋前転術と左下眼瞼眼輪筋減量術を施行した．

術後 12 か月経過時点で「ウー」時の瞼裂狭小化は認めるものの，最も強く瞼裂狭小化が起こった瞬間においても瞼裂高は確保されており，自覚症状は改善している（図 5-c，d）．

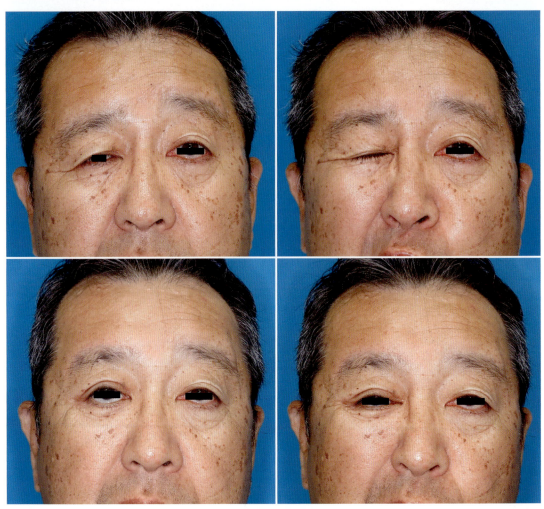

図 6. 症例 2：62 歳，男性．右眉毛挙上術＋右上眼瞼挙筋前転術＋右下眼瞼眼輪筋減量術
a：術前，平常時　　　　b：術前，「ウー」時
c：術後 11 か月，平常時　d：術後 11 か月，「ウー」時

a	b
c	d

症例 2：62 歳，男性

現病歴：3 年前に右顔面神経麻痺を発症．近医耳鼻咽喉科に対して加療されるも後遺症が残存，患側の眉毛下垂，「ウー」「イー」時の瞼裂狭小化が著明となったため，当科受診（図 6-a，b）．眉毛上皮膚切除＋スーチャーアンカー使用による右眉毛挙上術に加え右上眼瞼挙筋前転術と右下眼瞼眼輪筋減量術を施行した．術後 11 か月経過時点で安静時の瞼裂の左右バランスは著明に改善，「ウー」「イー」時の病的共同運動も軽減している（図 6-c，d）．

結　果

眉毛，上眼瞼，下眼瞼に対しては各々 20 例（38.5％），50 例（96.2％），43 例（82.7％）に，健側上眼瞼の手術は 16 例（30.8％）に施行した．症状の改善について，自覚症状を元にした評価（＋＋：著明に改善，＋：改善，±：不変，－：悪化）を最終経過観察時に行ったところ，著明改善：23 例（44.2％），改善：28 例（53.8％），不変：1 例（1.9％）と，ほぼ全例で自覚症状の改善が得られた．各手術部位の組み合わせと自覚症状改善度の関係では患側眉毛＋患側上眼瞼＋患側下眼瞼の組み合わせと患側上眼瞼＋患側下眼瞼＋健側上眼瞼の組み合わせ

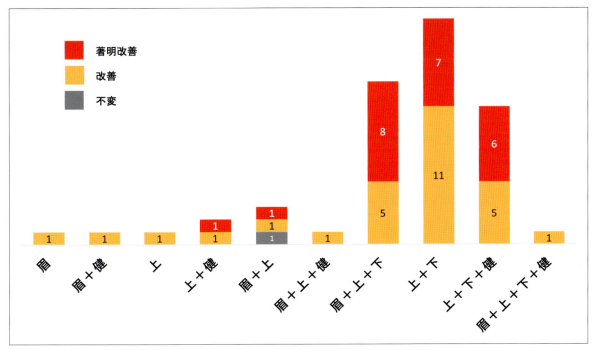

図 7. 各術式の組み合わせと自覚症状改善度
　　　眉：患側眉毛挙上術
　　　上：患側上眼瞼の手術
　　　下：患側下眼瞼眼輪筋減量術
　　　健：健側上眼瞼の手術

で著明改善となる割合が高い傾向にあった(図 7).病的共同運動については術後時間経過と共に後戻りを生じる傾向があり,術後経過観察期間の長い症例では評価がやや低くなる傾向が見られた.

考　察

前述のように,今後形成外科医が扱う陳旧性・非回復性の顔面神経完全麻痺症例は減少し,不全麻痺症例の占める割合が高くなってくると予想されるため,その症状・病態を理解し,正しい治療を提供することはこれからますます重要となってくると考えられる.病的共同顔面神経麻痺後の病的共同運動に対してはボツリヌス毒素の使用,バイオフィードバック法を用いたリハビリテーション,その両者を組み合わせる方法など,非手術的治療の有効性が報告されているが[4)~6)],麻痺側における眉毛の挙上や,消失した重瞼の作成,弛緩した眼瞼皮膚の切除などは外科的治療以外では対応不可能である.また,ボツリヌス毒素を併用する場合においても眼輪筋減量によるボツリヌス毒素使用量の減少,反復投与間隔の延長効果が期待でき,治療上有利となると考えられる.つまり,手術治療と非手術治療は相反するものではなく,両者を組み合わせることによる相乗効果が期待できる.

一方で,病的共同運動に対する「動的治療」と言える,顔面交叉神経移植を用いた眼瞼周囲の病的共同運動の治療の有効性も報告されている[8)]が,煩雑な手技,複数回の全身麻酔手術,神経採取の必要性などからも一般的とは言い難い.

眉毛挙上術,上眼瞼挙筋前転術,下眼瞼眼輪筋減量術,健側上眼瞼への手術を組み合わせた手術治療は病的共同運動の根本的治療とはなり難いものの,局所麻酔下に比較的簡便に行うことが可能であり,皮切に関しても重瞼線での切開や,睫毛下切開は適切に行えば整容上大きな問題となることは少ない.これらの手術により開瞼が容易となれば健側の眉毛挙上も少なくなり,顔面全体の緊張が緩和され,より柔らかな表情が得られる.つまり,効果は健側を含めた顔面全体に及び,静的

な手技ながら動的な効果が得られる．自験例ではほぼ全例に自覚症状の改善が得られており，患者満足度の高い手術であると言えるが，これらはすべて閉瞼力を弱める手術であり，40点法ではスコアに反映されない，もしくは低下する場合もある．Sunnybrook法での評価においても眼瞼の手術を伴う（−5点）ため，病的共同運動が改善したとしても術前スコアを上回るのは困難となる．このような自覚症状の改善とスコアの乖離を解消するため，今後は症状の改善度をより客観的・定量的に評価できるスコアの確立が課題と考えている．

まとめ

眼瞼周囲の病的共同運動に対する手術治療戦略について述べた．病的共同運動を伴う不全麻痺例に対しては完全麻痺例とは異なる手術が必要であることを十分に理解し，個々の症状に対して適切な手術を組み合わせて治療を進める必要がある．症状の改善を適切に評価できるスコアの確立も今後の課題である．

参考文献

1) 脇坂浩之，柳原尚明：顔面神経障害の疫学．CLIENT21 No. 9 顔面神経障害．青柳 優編．pp131-135，中山書店，2001．
2) Nakamura, K., et al.：Biofeedback rehabilitation for prevention of synkinesis after facial palsy. Otolaryngol Head Neck Surg. **128**：539-543, 2003.
3) 中村克彦ほか：顔面神経麻痺後遺症のマネジメント病的共同運動の保存的治療：ボツリヌス・バイオフィードバック．Facial N Res Jpn. **29**：20-21, 2009.
4) 栢森良二：ボツリヌス毒素による慢性顔面神経麻痺の治療効果と反復性．Facial N Res Jpn. **30**：127-130，2010．
5) 松田 健ほか：眼瞼周囲の病的共同運動に対する手術治療戦略．Facial N Res Jpn. **33**：67-70, 2013．
6) 松田 健ほか：頭髪生え際皮膚切除による眉毛挙上術．Facial N Res Jpn. **34**：126-128，2014．
7) 松田 健ほか：眼瞼周囲の病的共同運動に対する手術治療戦略（続報）．Facial N Res Jpn. **36**：65-67，2016．
8) Terzis, J. K., et al.：Therapeutic strategies in post-facial paralysis synkinesis in adult patients. Plast Reconstr Surg. **129**：925e-939e, 2012.

第13回瘢痕・ケロイド治療研究会

- 会　期：2018年12月1日（土）
- 会　長：土佐泰祥（昭和大学医学部形成外科学講座，准教授）
- 会　場：砂防会館 別館会議室 シェーンバッハ・サボー
  〒102-0093　東京都千代田区平河町2-7-4
  http://www.sabo.or.jp/index.htm
- 内　容：
  シンポジウム1
  瘢痕・ケロイド治療の最前「傷あとはどこまで治せるのか？」―現状と今後の展望―（一部指定・公募）
  シンポジウム2
  将来を見据えた瘢痕・ケロイド治療に関する臨床研究のアイデアと展望（一部指定・公募）
- 事務局：昭和大学藤が丘病院形成外科

第30回日本眼瞼義眼床手術学会

- 日　時：2019年2月16日（土）
- 会　長：今川幸宏（大阪回生病院眼科）
- 会　場：メルパルク大阪
  〒532-0003　大阪市淀川区宮原4丁目2-1
  TEL：06-6350-2111　FAX：06-6350-2117
- テーマ：「機能美と形態美の融合」
- HP：http://convention.jtbcom.co.jp/gigan30/index.html
- 事務局：
  大阪回生病院眼科
  〒532-0003　大阪市淀川区宮原1丁目6-10
- 運営事務局：
  株式会社JTBコミュニケーションデザイン
  ミーティング＆コンベンション事業部
  〒530-0001　大阪市北区梅田3-3-10
  梅田ダイビル4F
  TEL：06-6348-1391　FAX：06-6456-4105
  E-mail：gigan30@jtbcom.co.jp

第7回日本眼形成再建外科学会 学術集会

- 日　時：2019年5月18日（土）〜19日（日）
- 会　長：辻 英貴（がん研究会有明病院 眼科）
- 会　場：がん研究会吉田富三記念講堂
  〒135-8550　東京都江東区有明3-8-31
- テーマ：お台場で熱く眼形成を語ろう！
- ホームページ：http://jsoprs7.umin.jp/
- 事務局：がん研究会有明病院 眼科
  〒135-8550　東京都江東区有明3-8-31
  TEL：03-3520-0111　FAX：03-3570-0343
- 運営事務局：株式会社 プロコムインターナショナル
  〒135-0063　東京都江東区有明3-6-11 TFTビル東館9階
  TEL：03-5520-8821　FAX：03-5520-8820
  E-mail：jsoprs7@procomu.jp

第37回日本臨床皮膚外科学会 総会・学術大会

- 会　期：2019年2月16日（土）〜2月17日（日）
- 会　長：米田 敬
  （藤田保健衛生大学坂文種報德會病院　形成外科）
- 会　場：名古屋国際会議場
  〒456-0036　名古屋市熱田区熱田西町1番1号
  TEL：052-683-7711／FAX：052-683-7777
  http://www.nagoya-congress-center.jp/
- テーマ：改めて基本手技を大切に
  「手術器具や皮膚を始めとした組織ともっとお友達になるための独自の方法を共有しましょう」
- 参加費：医師：15,000円，医師以外・同伴者：5,000円
- 演題登録期間：2018年9月3日（月）〜10月1日（月）（予定）
- E-mail：jsds37@c.shunkosha.com
- URL：http://www.jsds37.jp
- 主催事務局：
  藤田保健衛生大学坂文種報德會病院　形成外科
  〒454-8509　名古屋市中川区尾頭橋三丁目6番10号
  TEL：052-321-8171／FAX：052-322-4734
- 運営事務局：
  株式会社春恒社　学術企画部
  〒169-0072　東京都新宿区大久保2-4-12
  新宿ラムダックスビル
  TEL：03-3204-0401／FAX：03-5291-2176

第45回日本医学脱毛学会

下記の要項で第45回日本医学脱毛学会を開催いたします．
多数の皆様方の演題発表とご参加をお願いいたします．

- 日　時：2019年2月24日（日）　9時〜15時（予定）
- 場　所：沖縄県医師会館
  〒901-1105　沖縄県南風原町字新川218-9
  TEL：098-888-0087　FAX：098-888-0089

＜演題募集要項＞
1．申し込み方法
　演題名，所属，発表者，400字程度の抄録および連絡先をEmailまたはFAXにて下記へお申し込みください．
2．発表形式
　講演（講演時間5分予定）
　スライドは単写でPC持ち込みによる発表とします．
3．演題募集期間
　2018年11月1日〜12月31日
4．申し込み，問い合わせ
　学会事務局　林原伸治（林原医院）
　〒683-0052　鳥取県米子市博労町4-360
　TEL：0859-33-2210　FAX：0859-33-3049
　Email：sh.prsc@gmail.com

- 学会HP
  https://www.facebook.com/第45回日本医学脱毛学会-244962362763838/?modal=admin_todo_tour

FAXによる注文・住所変更届け

改定：2015年1月

　毎度ご購読いただきましてありがとうございます．
　読者の皆様方に小社の本をより確実にお届けさせていただくために，FAXでのご注文・住所変更届けを受けつけております．この機会に是非ご利用ください．

◎ご利用方法
　FAX専用注文書・住所変更届けは，そのまま切り離してFAX用紙としてご利用ください．また，注文の場合手続き終了後，ご購入商品と郵便振替用紙を同封してお送りいたします．**代金が5,000円をこえる場合，代金引換便とさせて頂きます．**その他，申し込み・変更届けの方法は電話，郵便はがきも同様です．

◎代金引換について
　本の代金が5,000円をこえる場合，代金引換とさせて頂きます．配達員が商品をお届けした際に，現金またはクレジットカード・デビットカードにて代金を配達員にお支払い下さい(本の代金＋消費税＋送料)．(※年間定期購読と同時に5,000円をこえるご注文を頂いた場合は代金引換とはなりません．郵便振替用紙を同封して発送いたします．代金後払いという形になります．送料は定期購読を含むご注文の場合は頂きません)

◎年間定期購読のお申し込みについて
　年間定期購読は，1年分を前金で頂いておりますため，代金引換とはなりません．郵便振替用紙を本と同封または別送いたします．送料無料，また何月号からでもお申込み頂けます．
　毎年末，次年度定期購読のご案内をお送りいたしますので，定期購読更新のお手間が非常に少なく済みます．

◎住所変更届けについて
　年間購読をお申し込みされております方は，その期間中お届け先が変更します際，必ずご連絡下さいますようよろしくお願い致します．

◎取消，変更について
　取消，変更につきましては，お早めにFAX，お電話でお知らせ下さい．
　返品は，原則として受けつけておりませんが，返品の場合の郵送料はお客様負担とさせていただきます．その際は必ず小社へご連絡ください．

◎ご送本について
　ご送本につきましては，ご注文がありましてから約1週間前後とみていただきたいと思います．お急ぎの方は，ご注文の際にその旨をご記入ください．至急送らせていただきます．2～3日でお手元に届くように手配いたします．

◎個人情報の利用目的
　お客様から収集させていただいた個人情報，ご注文情報は本サービスを提供する目的(本の発送，ご注文内容の確認，問い合わせに対しての回答等)以外には利用することはございません．

　その他，ご不明な点は小社までご連絡ください．

株式会社　全日本病院出版会　〒113-0033 東京都文京区本郷 3-16-4-7F
電話 03(5689)5989　FAX 03(5689)8030　郵便振替口座 00160-9-58753

FAX 専用注文書

形成・皮膚 1811

年　月　日

○印	PEPARS	定価(消費税8%)	冊数
	2019年1月～12月定期購読(No.145～156；年間12冊) (送料弊社負担)	41,256円	
	PEPARS No.135 ベーシック＆アドバンス 皮弁テクニック 増大号	5,616円	
	PEPARS No.123 実践！よくわかる縫合の基本講座 増大号	5,616円	
	バックナンバー(号数と冊数をご記入ください) No.		

○印	Monthly Book Derma.	定価(消費税8%)	冊数
	2019年1月～12月定期購読(No.278～290；年間13冊) (送料弊社負担)	40,932円	
	MB Derma. No.275 外来でてこずる皮膚疾患の治療の極意 増大号 新刊	5,184円	
	MB Derma. No.268 これが皮膚科診療スペシャリストの目線！診断・検査マニュアル 増刊号	6,048円	
	MB Derma. No.262 再考！美容皮膚診療 増大号	5,184円	
	バックナンバー(号数と冊数をご記入ください) No.		

○印	瘢痕・ケロイド治療ジャーナル		
	バックナンバー(号数と冊数をご記入ください) No.		

○印	書籍	定価(消費税8%)	冊数
	眼科雑誌 Monthly Book OCULISTA 創刊5周年記念書籍 すぐに役立つ眼科日常診療のポイント―私はこうしている― 新刊	10,260円	
	ケロイド・肥厚性瘢痕 診断・治療指針 2018 新刊	4,104円	
	イラストからすぐに選ぶ 漢方エキス製剤処方ガイド	5,940円	
	実践アトラス 美容外科注入治療 改訂第2版	9,720円	
	化粧医学―リハビリメイクの心理と実践―	4,860円	
	ここからスタート！眼形成手術の基本手技	8,100円	
	Non-Surgical 美容医療超実践講座	15,120円	
	ここからスタート！睡眠医療を知る―睡眠認定医の考え方―	4,860円	
	カラーアトラス 爪の診療実践ガイド	7,776円	
	皮膚科雑誌 Monthly Book Derma. 創刊20年記念書籍 そこが知りたい 達人が伝授する日常皮膚診療の極意と裏ワザ	12,960円	
	創傷治癒コンセンサスドキュメント―手術手技から周術期管理まで―	4,320円	

○	書名	定価	冊数	○	書名	定価	冊数
	複合性局所疼痛症候群(CRPS)をもっと知ろう	4,860円			カラーアトラス 乳房外Paget病―その素顔―	9,720円	
	スキルアップ！ニキビ治療実践マニュアル	5,616円			超アトラス眼瞼手術	10,584円	
	見落とさない！見間違えない！この皮膚病変	6,480円			イチからはじめる 美容医療機器の理論と実践	6,480円	
	図説 実践手の外科治療	8,640円			アトラスきずのきれいな治し方 改訂第二版	5,400円	
	使える皮弁術　上巻	12,960円			使える皮弁術　下巻	12,960円	
	匠に学ぶ皮膚科外用療法	7,020円			腋臭症・多汗症治療実践マニュアル	5,832円	
	多血小板血漿(PRP)療法入門	4,860円			目で見る口唇裂手術	4,860円	

お名前　フリガナ　　　　　　　　㊞　　診療科

ご送付先　〒　－　　□自宅　□お勤め先

電話番号　　　　　　□自宅　□お勤め先

バックナンバー・書籍合計
5,000円以上のご注文
は代金引換発送になります

―お問い合わせ先―
㈱全日本病院出版会営業部
電話 03(5689)5989
FAX 03(5689)8030

年　月　日

住所変更届け

お名前	フリガナ		
お客様番号			毎回お送りしています封筒のお名前の右上に印字されております8ケタの番号をご記入下さい。
新お届け先	〒　　　　都道府県		
新電話番号	（　　　）		
変更日付	年　月　日より		月号より
旧お届け先	〒		

※ 年間購読を注文されております雑誌・書籍名に✓を付けて下さい。
- ☐ Monthly Book Orthopaedics（月刊誌）
- ☐ Monthly Book Derma.（月刊誌）
- ☐ 整形外科最小侵襲手術ジャーナル（季刊誌）
- ☐ Monthly Book Medical Rehabilitation（月刊誌）
- ☐ Monthly Book ENTONI（月刊誌）
- ☐ PEPARS（月刊誌）
- ☐ Monthly Book OCULISTA（月刊誌）

FAX 03-5689-8030

全日本病院出版会行

好評書籍

みみ・はな・のど

感染症への上手な抗菌薬の使い方
－知りたい、知っておきたい、知っておくべき使い方－

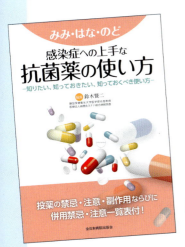

編集／鈴木　賢二
藤田保健衛生大学医学部名誉教授
医療法人尚徳会ヨナハ総合病院院長

B5判　136頁　定価(本体価格 5,200円＋税)　2016年4月発行

耳鼻咽喉科領域の主な感染症における抗菌薬の使用法について、使用にあたり考慮すべき点、疾患の概念、診断、治療等を交えながら、各分野のエキスパート達が詳しく解説！

投薬の禁忌・注意・副作用ならびに併用禁忌・注意一覧付き！！

目　次

Ⅰ　これだけは"知りたい"抗菌薬の使い方
1．PK/PD を考慮した使い方
2．耳鼻咽喉科領域の感染症治療薬と併用薬との薬物相互作用
3．乳幼児・小児への使い方
4．高齢者への使い方
5．妊婦，授乳婦への使い方
6．肝腎機能を考慮した使い方

Ⅱ　これだけは"知っておきたい"抗菌薬の使い方
1．慢性中耳炎
2．慢性鼻副鼻腔炎
3．慢性扁桃炎，習慣性扁桃炎
4．咽喉頭炎
5．唾液腺炎

Ⅲ　これだけは"知っておくべき"抗菌薬の使い方
1．急性中耳炎
2．急性鼻副鼻腔炎
3．急性扁桃炎
4．扁桃周囲炎，扁桃周囲膿瘍
5．喉頭蓋炎
6．蜂窩織炎
7．深頸部膿瘍

投薬の禁忌・注意・副作用
　ならびに併用禁忌・注意一覧

全日本病院出版会

〒113-0033　東京都文京区本郷 3-16-4　　Tel：03-5689-5989
http://www.zenniti.com　　　　　　　　　　Fax：03-5689-8030

PEPARS

2007 年
- No. 14　縫合の基本手技　増大号
  編集／山本有平

2011 年
- No. 51　眼瞼の退行性疾患に対する眼形成外科手術　増大号
  編集／村上正洋・矢部比呂夫

2012 年
- No. 62　外来で役立つ にきび治療マニュアル
  編集／山下理絵

2013 年
- No. 75　ここが知りたい！顔面の Rejuvenation
  ―患者さんからの希望を中心に―　増大号
  編集／新橋　武
- No. 78　神経修復法―基本知識と実践手技―
  編集／柏　克彦
- No. 79　褥瘡の治療 実践マニュアル
  編集／梶川明義
- No. 80　マイクロサージャリーにおける
  合併症とその対策
  編集／関堂　充
- No. 81　フィラーの正しい使い方と合併症への対応
  編集／征矢野進一
- No. 82　創傷治療マニュアル
  編集／松崎恭一
- No. 84　乳房再建術 update
  編集／酒井成身

2014 年
- No. 86　爪―おさえておきたい治療のコツ―
  編集／黒川正人
- No. 87　眼瞼の美容外科 手術手技アトラス　増大号
  編集／野平久仁彦
- No. 89　口唇裂初回手術
  ―最近の術式とその中期的結果―
  編集／杠　俊介
- No. 91　イチから始める手外科基本手技
  編集／高見昌司
- No. 92　顔面神経麻痺の治療 update
  編集／田中一郎
- No. 93　皮弁による難治性潰瘍の治療
  編集／亀井　譲
- No. 95　有茎穿通枝皮弁による四肢の再建
  編集／光嶋　勲
- No. 96　口蓋裂の初回手術マニュアル
  ―コツと工夫―
  編集／土佐泰祥

2015 年
- No. 97　陰圧閉鎖療法の理論と実際
  編集／清川兼輔
- No. 98　臨床に役立つ 毛髪治療 update
  編集／武田　啓
- No. 99　美容外科・抗加齢医療
  ―基本から最先端まで―　増大号
  編集／百束比古
- No. 100　皮膚外科のための
  皮膚軟部腫瘍診断の基礎　臨時増大号
  編集／林　礼人
- No. 101　大腿部から採取できる皮弁による再建
  編集／大西　清
- No. 103　手足の先天異常はこう治療する
  編集／福本恵三
- No. 104　これを読めばすべてがわかる！骨移植
  編集／上田晃一
- No. 105　鼻の美容外科
  編集／菅原康志
- No. 106　thin flap の整容的再建
  編集／村上隆一
- No. 107　切断指再接着術マニュアル
  編集／長谷川健二郎
- No. 108　外科系における PC 活用術
  編集／秋元正宇

2016 年
- No. 109　他科に学ぶ形成外科に必要な知識
  ―頭部・顔面編―
  編集／吉本信也
- No. 110　シミ・肝斑治療マニュアル
  編集／山下理絵
- No. 111　形成外科領域におけるレーザー・光・
  高周波治療　増大号
  編集／河野太郎
- No. 112　顔面骨骨折の治療戦略
  編集／久徳茂雄
- No. 113　イチから学ぶ！頭頸部再建の基本
  編集／橋川和信
- No. 114　手・上肢の組織損傷・欠損 治療マニュアル
  編集／松村　一
- No. 115　ティッシュ・エキスパンダー法 私の工夫
  編集／梶川明義
- No. 116　ボツリヌストキシンによる美容治療 実践講座
  編集／新橋　武
- No. 117　ケロイド・肥厚性瘢痕の治療
  ―我が施設(私)のこだわり―
  編集／林　利彦

バックナンバー一覧

- No. 118　再建外科で初心者がマスターすべき
　　　　　10 皮弁
　　　　　編集/関堂　充
- No. 119　慢性皮膚潰瘍の治療
　　　　　編集/館　正弘
- No. 120　イチから見直す植皮術
　　　　　編集/安田　浩

2017 年

- No. 121　他科に学ぶ形成外科に必要な知識
　　　　　―四肢・軟部組織編―
　　　　　編集/佐野和史
- No. 122　診断に差がつく皮膚腫瘍アトラス
　　　　　編集/清澤智晴
- No. 123　実践！よくわかる縫合の基本講座　**増大号**
　　　　　編集/菅又　章
- No. 124　フェイスリフト 手術手技アトラス
　　　　　編集/倉片　優
- No. 125　ブレスト・サージャリー 実践マニュアル
　　　　　編集/岩平佳子
- No. 126　Advanced Wound Care の最前線
　　　　　編集/市岡　滋
- No. 127　How to 局所麻酔＆伝達麻酔
　　　　　編集/岡崎　睦
- No. 128　Step up!マイクロサージャリー
　　　　　―血管・リンパ管吻合，神経縫合応用編―
　　　　　編集/稲川喜一
- No. 129　感染症をもっと知ろう！
　　　　　―外科系医師のために―
　　　　　編集/小川　令
- No. 130　実践リンパ浮腫の治療戦略
　　　　　編集/古川洋志
- No. 131　成長に寄り添う私の唇裂手術
　　　　　編集/大久保文雄
- No. 132　形成外科医のための皮膚病理講座にようこそ
　　　　　編集/深水秀一

2018 年

- No. 133　頭蓋顎顔面外科の感染症対策
　　　　　編集/宮脇剛司
- No. 134　四肢外傷対応マニュアル
　　　　　編集/竹内正樹
- No. 135　ベーシック＆アドバンス
　　　　　皮弁テクニック　**増大号**
　　　　　編集/田中克己
- No. 136　機能に配慮した頭頸部再建
　　　　　編集/櫻庭　実
- No. 137　外陰部の形成外科
　　　　　編集/橋本一郎
- No. 138　"安心・安全" な脂肪吸引・脂肪注入
　　　　　マニュアル
　　　　　編集/吉村浩太郎
- No. 139　義眼床再建マニュアル
　　　　　編集/元村尚嗣
- No. 140　下肢潰瘍・下肢静脈瘤へのアプローチ
　　　　　編集/大浦紀彦
- No. 141　戦略としての四肢切断術
　　　　　編集/上田和毅
- No. 142　STEP UP! Local flap
　　　　　編集/中岡啓喜

各号定価 3,000 円＋税．ただし，増大号：No. 14, 51, 75, 87, 99, 100, 111 は定価 5,000 円＋税，No. 123, 135 は 5,200 円＋税．
在庫僅少品もございます．品切の際はご容赦ください．
　　　　　　　　　　　　　　　（2018 年 11 月現在）
本頁に掲載されていないバックナンバーにつきましては，弊社ホームページ（http://www.zenniti.com）をご覧下さい．

| 全日本病院出版会 | 検索 | click |

全日本病院出版会 公式 twitter 始めました！

弊社の書籍・雑誌の新刊情報，または好評書のご案内を中心に，タイムリーな情報を発信いたします．
全日本病院出版会公式アカウント（@zenniti_info）を是非ご覧下さい!!

2019 年 年間購読 受付中！
年間購読料　41,256 円（消費税 8%込）（送料弊社負担）
（通常号 11 冊，増大号 1 冊：合計 12 冊）

次号予告

外用薬マニュアル
―形成外科ではこう使え！―

No.144（2018年12月号）

編集／産業医科大学病院診療教授　安田　浩

形成外科医が知っておくべき 　外用剤の基礎知識	関根　祐介
一般創傷における外用剤の使い方	黒川　正人
熱傷における外用剤の使い方	牧口　貴哉ほか
褥瘡における外用薬の使い方	吉本　浩ほか
難治性足潰瘍における外用薬の使い方	木村　中
瘢痕・ケロイドにおける外用薬の使い方	小川　令
美容医療における外用療法	山下　理絵ほか
皮膚科の立場からの外用剤 　―痤瘡，日焼け止めを中心に―	小林　美和

編集顧問：栗原邦弘　中島龍夫
　　　　　百束比古　光嶋　勲
編集主幹：上田晃一　大阪医科大学教授
　　　　　大慈弥裕之　福岡大学教授

No.143　編集企画：
　　　　松田　健　新潟大学教授

PEPARS No.143
2018年11月10日発行（毎月1回10日発行）
定価は表紙に表示してあります．
Printed in Japan

発行者　末　定　広　光
発行所　株式会社　全日本病院出版会
〒113-0033　東京都文京区本郷3丁目16番4号
　　　　電話（03）5689-5989　Fax（03）5689-8030
　　　　郵便振替口座 00160-9-58753

印刷・製本　三報社印刷株式会社　　電話（03）3637-0005
広告取扱店　㈱日本医学広告社　　　電話（03）5226-2791

© ZEN・NIHONBYOIN・SHUPPANKAI, 2018

- 本誌に掲載する著作物の複製権・翻訳権・上映権・譲渡権・公衆送信権（送信可能化権を含む）は株式会社全日本病院出版会が保有します．
- JCOPY ＜（社）出版者著作権管理機構　委託出版物＞
本誌の無断複写は著作権法上での例外を除き禁じられています．複写される場合は，そのつど事前に，（社）出版者著作権管理機構（電話 03-3513-6969，FAX 03-3513-6979，e-mail: info@jcopy.or.jp）の許諾を得てください．
- 本誌をスキャン，デジタルデータ化することは複製に当たり，著作権法上の例外を除き違法です．代行業者等の第三者に依頼して同行為をすることも認められておりません．